ESSAI

SUR

L'ANESTHÉSIE

PROVOQUÉE

APPLIQUÉE AUX OPÉRATIONS CHIRURGICALES

ET AUX ACCOUCHEMENTS

PAR

Sixte-Guillaume NORMAND DUFIÉ

de Saint-Jean-d'Angely (Charente-Inférieure)

Docteur en Médecine de la Faculté de Paris; Docteur en Chirurgie de la Faculté de
Montpellier; Médecin Aide-Major aux Chasseurs à pied de la Garde Impériale, Ex-
Aide de Clinique Chirurgicale à l'École Impériale de Médecine militaire, Membre de
la Société Botanique de France ; Chevalier de la Légion d'Honneur.

Divinum est opus sedare dolorem.
HIPPOCRATE.

MONTPELLIER

TYPOGRAPHIE DE BOEHM, IMPRIMEUR DE L'ACADÉMIE
Éditeur du MONTPELLIER MÉDICAL

1858

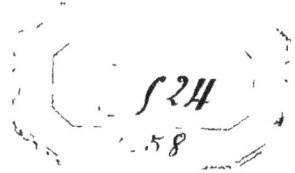

ESSAI

SUR

L'ANESTHÉSIE

PROVOQUÉE

APPLIQUÉE AUX OPÉRATIONS CHIRURGICALES

ET AUX ACCOUCHEMENTS

PAR

Sixte-Guillaume NORMAND DUFIÉ

de Saint-Jean-d'Angély (Charente-Inférieure)

Docteur en Médecine de la Faculté de Paris, Docteur en Chirurgie de la Faculté de Montpellier, Médecin Aide—Major aux Chasseurs a pied de la Garde Impériale, Ex— Aide de Clinique Chirurgicale a l'Ecole Imperiale de Médecine militaire, Membre de la Société Botanique de France, Chevalier de la Légion d'Honneur

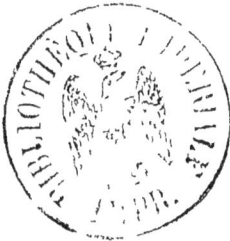

Divinum est opus sedare dolorem.
HIPPOCRATE.

MONTPELLIER

TYPOGRAPHIE DE BOEHM, IMPRIMEUR DE L'ACADÉMIE

Éditeur du MONTPELLIER MÉDICAL

1858

1858

À mon Oncle

LE COMTE REGNAUD DE SAINT-JEAN D'ANGÉLY.

Général de division , Commandant en Chef la Garde Impériale ,
Vice-Président du Sénat,
Grand-Croix de la Légion d'Honneur, etc., etc.

S.-G. NORMAND DUFIÉ.

A mon Maître

Le Baron H. LARREY,

Chirurgien ordinaire de S. M. l'Empereur,
Médecin-Inspecteur , Membre du Conseil de santé des Armées,
Officier de la Légion d'Honneur, etc.

S.-G. NORMAND DUFIE.

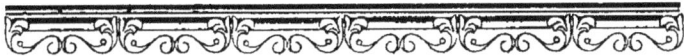

ESSAI

SUR

L'ANESTHÉSIE PROVOQUÉE

APPLIQUEE

AUX OPERATIONS CHIRURGICALES ET AUX ACCOUCHEMENTS

HISTORIQUE.

Dans tous les temps, les chirurgiens se sont pré-
occupés de l'idée de prévenir ou d'atténuer la douleur
chez leurs malades. C'est surtout dans les opérations
chirurgicales que cette exaltation de la sensibilité peut
entraîner des résultats fâcheux, quand elle est trop
vive ou trop prolongée. Constamment précédée d'appréhensions, de souffrances morales chez les adultes,
elle constitue, plus encore peut-être que chez les en-

fants, une complication qu'il est d'autant plus important d'éviter ou d'amoindrir, que les résultats ultérieurs
des opérations, aussi bien que leurs conséquences immédiates, se ressentent de cette influence.

Celse, dans son adage, *tuto, cito et jucunde*, donne
le précepte évident d'épargner aux malades le plus
possible de souffrances, en exécutant rapidement l'opération ; aussi, avant la découverte de l'anesthésie, la
promptitude dans le manuel opératoire était-elle tenue
en grand honneur, et peut-être lui sacrifiait-on trop
souvent le premier précepte, de beaucoup le plus important. Dans les temps anciens, on trouve l'indication
de plusieurs substances qui étaient conseillées, soit en
applications locales, soit prises à l'intérieur, pour empêcher la douleur pendant l'acte chirurgical. C'est
ainsi que Pline [1], traduit par A. du Pinet, parle d'un
marbre du Caire, dit pierre de Memphis, qui jouissait
de cette merveilleuse propriété. Dioscoride raconte
également que, réduite en poudre et mélangée avec du
vinaigre, cette substance amortit la douleur dans les
parties à couper ou à cautériser sur lesquelles on l'applique.

Les Grecs employaient contre la tristesse, la mé-
lancolie, la douleur une préparation désignée par
Homère sous le nom de νηπενθης, qui, d'après M. Virey,
ne serait autre chose que l'extrait de chanvre, connu

---

[1] *Plinii secundi historia mundi*, liv. XXXVI, c. II.

en France sous la dénomination de haschich et aux
Indes sous celle de bangi.

Il résulte des recherches de M. Stanislas Julien ,
que les Chinois, dès le IIIe siècle de notre ère, se servaient du même moyen pour endormir les malades
et leur faire subir sans douleur diverses opérations[1].

Mais les anciens connaissaient encore les propriétés
stupéfiantes de certaines plantes, qu'ils utilisaient dans
quelques circonstances, comme le prouvent les écrits
de Pline et de Dioscoride. Matthiole, commentateur
de ce dernier, rapporte que les diverses parties de la
mandragore étaient spécialement ordonnées « pour faire
» dormir ou amortir une douleur véhémente, ou bien
» avant de cautériser ou de couper un membre, afin
» d'éviter qu'on ne sente la douleur. »

Les Assyriens, d'après Hoffmann cité par Morgagni[2],
faisaient la compression des carotides, pour amener
une perte de connaissance avec insensibilité, qui per-
mît d'opérer les malades sans souffrances. Ce moyen,
qui vient d'être l'objet de tentatives récentes, aurait
donné de bons résultats à son auteur, M. Flemming[3],
sans provoquer d'accidents particuliers.

Au moyen âge et à la renaissance, les préparations
vénéneuses capables d'endormir ou de tuer, devinrent
très-nombreuses. Les Italiens avaient surtout le secret

[1] Comptes-rendus de l'Académie des sciences, 1849.
[2] Lettre 19e.
[3] Gazette hebdomadaire, 1855.

de ces terribles compositions. Parfois, les victimes de l'inquisition purent par ce moyen échapper aux horreurs de la torture; il n'est pas douteux que les chirurgiens en usèrent pour leurs opérations. Boccace [1], dans une de ses Nouvelles, raconte que Mazet de la Montagne, de Salerne, endormait ainsi ses malades avant de les opérer. Guy de Chauliac, Théodoric, Hugues de Lucques, ont aussi administré des préparations soporifiques à l'intérieur dans le même but. Canappe [2] dit qu'en même temps ils faisaient respirer sur une éponge un liquide chaud chargé des principes actifs de diverses plantes choisies parmi les solanées vireuses et les papavéracées. Ne pourrait-on pas considérer cette pratique comme un premier pas fait vers la découverte des inhalations anesthésiques ? Les arabistes paraissent avoir eu recours quelquefois à l'engourdissement, provoqué par la compression exercée circulairement en un point d'un membre, à l'aide du garrot. Enfin, quelques chirurgiens proposèrent de se servir d'instruments en métaux précieux, comme l'or et l'argent; mais alors la douleur devait être plutôt augmentée qu'atténuée, par l'impossibilité de donner au tranchant le degré d'affilage qu'on peut obtenir avec l'acier, et par conséquent la netteté des incisions sur les tissus vivants.

[1] *Il decamerone*, 39e.
[2] Le guidon pour les barbiers et les chirurgiens, 1538.

Dans les temps modernes , avant la grande découverte des inhalations anesthésiques , on avait parfois
profité de certains états pathologiques pendant lesquels l'insensibilité est plus ou moins complète ; dans
la congestion ou l'apoplexie cérébrale , les attaques
épileptiques ou hystériques, les accès d'éclampsie, la
syncope , l'ivresse très-prononcée , des opérations graves, habituellement très-douloureuses, avaient pu être
exécutées sans que les malades en aient eu conscience.
Cependant ces succès de nécessité n'avaient pu donner
l'idée de provoquer , s'il eût été possible , des états
morbides aussi graves pour éviter la douleur : d'un
autre côté, les chirurgiens, en présence de l'insuffisance,
de l'infidélité ou du danger des moyens proposés pour
la prévenir, avaient donné quelques préceptes pour en
atténuer l'intensité. Quelques-uns, comme Richerand,
conseillaient de chauffer les instruments, de façon à
éviter l'impression désagréable du froid sur les parties
vivantes. Cette précaution, utile pour faciliter l'introduction dans des conduits naturels , d'instruments
comme les sondes , les spéculum, le forceps, préalablement enduits d'un corps gras, est bien insignifiante
quand il s'agit d'autres opérations. Des conseils plus
importants se basaient sur des données physiologiques.
On recommandait de commencer toujours les incisions
vers l'origine des nerfs , de manière à ne pas occasionner des souffrances inutiles, en coupant à plusieurs
reprises les mêmes troncs nerveux, encore en commu-

nication avec les centres de perception ; Lisfranc in-
sistait beaucoup sur ce précepte.

On donnait encore le conseil de faire agir les instruments avec régularité, de diviser complètement les
tissus les plus sensibles, comme la peau et les branches nerveuses ; de couper toujours largement dans
les dissections et non à petits coups ; de serrer fortement les ligatures ; de chauffer les cautères à blanc ;
de pousser brusquement le trocart dans les ponctions ;
de faire pénétrer les épingles dans les parties par un
mouvement de vrille pour les sutures ; enfin, d'une manière générale, de laisser le moins longtemps possible
les instruments en contact avec les nerfs communi-
quant encore avec les centres nerveux.

Malgré l'emploi de ces précautions, la somme des
douleurs évitées aux malades était bien minime ; aussi
voit-on les chirurgiens faire des efforts incessants pour
arriver à ce but si désiré. Les uns obtiennent quelques
résultats à l'aide d'applications locales, les autres à
l'aide de moyens généraux. Les premiers cherchent à
amener l'anesthésie locale à l'aide des narcotiques, de
mélanges réfrigérants, de la compression exercée sur
les tissus à diviser ; les seconds tentent d'obtenir l'insensibilité en profitant du sommeil naturel, ou en provoquant la perte de connaissance par la syncope,
l'ivresse alcoolique, les narcotiques administrés à
l'intérieur, le magnétisme animal, les inhalations de
diverses substances gazeuses, et en particulier du protoxyde d'azote.

Mais tous ces essais prouvaient, par leur multiplicité même, que le moyen de supprimer constamment la douleur chirurgicale restait toujours à découvrir; aussi M. Velpeau[1] considérait encore comme une chimère, en 1839, de poursuivre la réalisation de ce résultat. Cependant il était réservé à un Américain de faire, quelques années plus tard, cette grande découverte, l'une des plus importantes des temps modernes, celle des propriétés anesthésiques des vapeurs d'éther, données sous forme d'inhalations. Si la découverte d'une planète, dit M. Bouisson[2], a fait éclater les ovations de l'Académie, les encouragements et les récompenses des souverains, la découverte de l'éthérisation a été surtout appréciée et bénie par les hommes malheureux et souffrants. Leverrier a glorifié l'humanité, Jackson l'a servie.

Par une lettre du 13 novembre 1846, qui ne fut lue que le 13 janvier 1847, le docteur Charles Jackson, de Boston, annonçait sa découverte à l'Académie des sciences de Paris. Les premières applications à la chirurgie en avaient été faites par M. Morton avec un plein succès, pour des extractions de dents. Des opérations importantes furent pratiquées ensuite sans douleur à l'hôpital de Massachusetts, par MM. Waren, Bigelow et Hayward. Des États-Unis, l'éthérisation ne tarda pas à

[1] Médecine opératoire. Paris, 1837.
[2] Traité de la méthode anesthésique, 1850.

passer en Angleterre , óù elle fut mise en usage avec succès par MM. Boot, Liston, Robinson, Fergusson, Lansdowne. En France , dès le 12 janvier 1847, M. Malgaigne faisait part à l'Académie de médecine de résultats heureux obtenus à l'hôpital St-Louis. Presque en même temps, M. Jobert avait aussi tenté des essais. Après eux MM. Velpeau , Roux , Blandin, Laugier, Bonnet, Sédillot, Simonin, Bouisson, J. Roux et d'autres se hâtèrent à l'envi de procurer à leurs malades les bienfaits de la nouvelle découverte. Bientôt les chirurgiens des divers pays de l'Europe suivirent l'exemple de leurs confrères de France et d'Angleterre ; au bout de peu de temps , après n'avoir trouvé que de rares opposants, la méthode anesthésique par les inhalations d'éther, fut partout généralisée.

Mais des accidents graves et même des cas de mort étant survenus dans la pratique de l'éthérisation , les chirurgiens et les savants se mirent à expérimenter d'autres agents , dans l'espoir d'en rencontrer dont l'usage fût moins dangereux. Imitant la conduite de M. Jackson, qui avait d'abord essayé sur lui-même les effets de l'éther, on vit maîtres et élèves apportant leur contingent volontaire de dévouement à une cause qui intéressait l'humanité Transformés spontanément en sujets à expériences, s'observant les uns les autres, se soumettant fréquemment à des épreuves pénibles pour constater l'abolition de la douleur , risquant à chaque instant leur vie en s'exposant de sang-froid à l'action d'agents inconnus, les médecins prouvent une fois de plus la vérité de cette assertion de Cicéron : *Sunt médicæ fortitudines non inferiores militaribus.* Les expériences sur les animaux et les faits cliniques contribuèrent aussi à éclairer la question. Il résulte des expériences de MM. Chambert, en France, et Nunneley, à Leeds, que tous les éthers peuvent éteindre la sensibilité, mais qu'aucun ne produit ce résultat d'une manière plus constante et plus innocente que l'éther sulfurique. M. Simpson et d'autres expérimentateurs sont arrivés à des résultats analogues. En même temps que les éthers, on expérimenta d'autres substances qui, telles que le sulfure de carbone, l'acide carbonique, le naphte, l'oxyde de carbone, etc., agissent comme gaz asphyxiants ou vénéneux, ou qui, de même que la liqueur des Hollandais, l'acétone, l'aldéhyde, le formométhylal, la benzine, etc., ne donnent pas de résultats constants ou complets. Mais parmi les nouveaux anesthésiques, le chloroforme, introduit dans la pratique en novembre 1847 par M. Simpson, d'après les conseils de M. Waldie, devait bientôt remplacer l'éther et devenir le principal agent de la nouvelle méthode. L'amylène, préconisé dans ces derniers temps par M. Snow, devait tomber rapidement dans l'oubli, après avoir fait espérer de brillants succès.

Divers mélanges, tels que celui d'éther chlorique et de chloroforme proposé par M. Nunneley, de chloro-

forme et d'alcool proposé par M. Bigelow, d'éther et
de chloroforme vanté par M. Cellarier, ne furent pas
davantage employés dans la pratique, quoique ce dernier ait été patronné par des chirurgiens distingués.
Parlerons-nous de l'anesthésie que M. Richardson prétend avoir obtenue en faisant respirer la fumée produite
par la combustion du *Lycoperdon proteus*; du sommeil
léthargique que M. Ducros [1] aurait provoqué chez
l'homme et les animaux au moyen d'un double courant
magnéto-électrique? Ces résultats nous paraissent réclamer une nouvelle confirmation.

Toutefois, malgré les immenses services rendus par
l'éther et le chloroforme, de nouveaux malheurs, quoique de plus en plus rares, venant affliger la pratique
chirurgicale, on se demanda si on ne pourrait pas obtenir uniquement l'anesthésie des parties soumises aux
opérations? La compression, renouvelée de Moore et de
Bell par M. Liégard (de Caen), n'avait donné que des
résultats peu importants. L'engourdissement par les
mélanges réfrigérants, méthode dont l'honneur revient
à M. Arnott (de Brighton) n'avait paru applicable qu'à
certains cas spéciaux et en particulier à l'ablation de
l'ongle incarné. On chercha donc si, par des applications liquides ou gazeuses des nouveaux agents, on
parviendrait à éteindre la sensibilité dans les parties
vivantes. M. Simpson paraît être le premier qui soit

[1] Comptes-rendus de l'Académie des sciences, 1847.

entré dans cette voie, mais sans avoir obtenu des résultats bien marqués, car on le voit en arriver à essayer l'acide prussique. Ayant voulu soumettre l'une
de ses mains à la vapeur de cet acide, il éprouva des
accidents d'empoisonnement.

En France, des expériences furent entreprises par
MM. Dubois, Nélaton, Velpeau, Aran, Richet, Follin
et Leconte, J. Roux, Simonin, Alquié, Broca, etc.;
mais, outre que les résultats obtenus ne furent pas
toujours satisfaisants, la méthode ne put recevoir d'application que pour des opérations légères.

Enfin, dans ces derniers temps, on a proposé d'é-
teindre localement la sensibilité à l'aide d'un courant
galvanique. D'après les essais de MM. Robert, Velpeau, Nélaton, non-seulement la douleur n'est pas atténuée pour de petites opérations, mais le moyen par
lui-même est assez douloureux. Cependant ces chirurgiens et plusieurs dentistes ont réussi par ce procédé
à supprimer la douleur pour l'extraction des dents.

AVANTAGES DE L'ANESTHÉSIE CHIRURGICALE.

Il est des malades que la seule idée d'une opération
frappe de stupeur et d'effroi ; la douleur est, en effet,
regardée par la plupart des hommes, comme le plus
grand des maux. Un premier bienfait de l'anesthésie
est de décider à se laisser opérer un grand nombre

de ces sujets pusillanimes qui souvent eussent préféré
la mort aux douleurs d'une opération, ou qui, par des
retards intempestifs, eussent fini par ne pouvoir plus
être opérés en temps opportun. La peur opprime les
forces et les tend parfois jusqu'à les briser ; combien
ne voit-on pas d'individus tomber en syncope à l'idée
seule de l'opération la plus légère ? Tels sont les faits
rapportés par M. Larrey [1], pour des opérations de
phimosis et d'hydrocèle. Cette fâcheuse influence de
l'imagination a pu aller parfois jusqu'à amener la mort.
On sait l'histoire de ce capucin venu à Paris pour se faire
opérer de la pierre, par Desault; après s'être rendu
plusieurs jours de suite à l'amphithéâtre pour s'aguer·
rir, il se décide enfin à l'opération; on fait avec l'ongle
le simulacre d'une incision sur le périnée, et il meurt
le lendemain.

On peut rapprocher de ce cas, le fait de ce bouffon,
d'un duc de Ferrare, qui, ayant jeté son maître à l'eau
par surprise pour le guérir d'une fièvre rebelle, fut
condamné à avoir la tête tranchée, quoiqu'il eût obtenu
la guérison ; l'exécution fut simulée en le frappant à
la nuque avec une serviette mouillée, et le malheureux
mourut de frayeur. Dans son ouvrage, M. Bouisson
cite des cas analogues. Mais si la peur peut parfois
foudroyer la vie dans son principe, le plus souvent
elle déprime les forces peu à peu, en détruisant la ré-

[1] Bulletin de la Société de chirurgie, 1853.

gularité des fonctions ou en augmentant les symptômes pathologiques qui existent déjà. Fréquemment les malades perdent longtemps d'avance l'appétit et le sommeil; il survient des phénomènes nerveux, de l'amaigrissement; l'esprit est sans cesse préoccupé de l'objet qui l'effraye, en augmentant ainsi les fâcheuses conséquences. C'était pour épargner ces angoisses anticipées que certains chirurgiens, comme Pouteau et Viricel, conseillaient de ne pas prévenir les malades et d'agir par surprise. L'influence de l'état moral sur la douleur chirurgicale est bien différente suivant les sujets: M. Bouisson, dans son excellent *Traité de la méthode anesthésique,* les divise, sous ce rapport, en malades pusillanimes par ignorance ou par caractère , indifférents ou insensibles, résignés, réellement courageux, faussement courageux. Les indifférents ou réellement courageux sont ceux chez lesquels les conséquences fâcheuses immédiates ou consécutives de l'opération , sont le moins à craindre. Chez les pusillanimes, l'ébranlement nerveux, toujours très-intense, peut aller jusqu'à la sidération ; chez les fanfarons, la concentration des manifestations douloureuses épuise leurs forces autant que les pertes nerveuses; on les voit fréquemment tomber après l'opération dans un état de stupeur et de collapsus ; chez les enfants, l'absence de préoccupation morale fait que les opérations réussissent beaucoup mieux.

Les anesthésiques ont donc encore cet immense avan-

tage, tout en supprimant la douleur, de permettre aux
malades d'attendre tranquillement et avec confiance le
moment de l'opération, qui devient désormais pour eux
l'heure de la délivrance et non plus celle du supplice.
Mais la suppression de la douleur elle-même pendant
le cours de l'opération, est surtout appréciée par les
malades. L'état d'angoisse·indéfinissable dans lequel
elle les plonge, les sensations pénibles qui se succèdent à chaque instant suivant la nature et le siége
des tissus divisés, le retentissement qui a lieu sur
tout l'organisme, disparaissent sous l'influence des
vapeurs bienfaisantes. Que d'essais de toute nature
ne tentèrent pas les chirurgiens de Louis XIV, pour
trouver les moyens d'atténuer la douleur, quand le
grand roi dut subir l'opération de la fistule à l'anus?
Qu'on lise dans saint Augustin l'extrême frayeur que
causa au pape Innocent la nouvelle qu'il devait se ré-
signer à subir pour la seconde fois une semblable
opération. Les chirurgiens redoutaient tellement les
effets de la douleur pour leurs malades, que Marc-An-
toine Petit[1] semble l'interprète de leurs désirs en s'é-
criant: «Oh! qu'il serait grand et sublime, qu'il serait
» digne d'admiration et de respect, l'homme qui la
» maîtriserait toujours! qu'avec plaisir je voterai pour
» son autel.» Dupuytren comparait les effets de la douleur à ceux de l'hémorrhagie, et Delpech posait en

[1] Discours sur la douleur. Lyon, 1798.

principe qu'une opération ne pouvait durer plus de trois quarts d'heure, sans grave danger pour le malade. Aussi, dans les opérations de longue haleine, donnait-on le conseil de laisser reposer le patient de temps en temps, de peur de le voir succomber par épuisement nerveux. Aujourd'hui cet accident ne sera plus à craindre avec la nouvelle méthode. On ne verra plus également ces complications signalées comme conséquences de la douleur, telles que les spasmes, les convulsions, la stupeur, le délire traumatique, le tétanos. La période de concentration connue sous le nom d'état nerveux, qui succède au traumatisme chirurgical, ne sera plus aussi féconde en accidents redoutables se reliant à l'ébranlement récent du système sensitif.

M. Chassaignac a signalé encore comme un des avantages de l'anesthésie, la perte moins grande de sang que font les malades pendant l'opération. La circulation se trouvant en effet ralentie pendant la période de collapsus, qui est la véritable période chirurgicale, le sang veineux comme le sang artériel doivent arriver en moins grande quantité aux orifices des vaisseaux ouverts par l'instrument tranchant.

Le pronostic des opérations est toujours moins grave après l'emploi des anesthésiques. La fièvre de réaction a une intensité moins grande, les spasmes partiels sont moins violents, les douleurs dans les surfaces traumatiques plus tolérables. L'inflammation consécutive est modérée dans son développement, par cela même que sa cause principale a été affaiblie ou supprimée. Quelques chirurgiens ont été jusqu'à soutenir que la résorption purulente survenait moins fréquemment. M. Benoît[1] a remarqué que l'anesthésie empêche presque entièrement le traumatisme à la suite de l'opération de la taille, de quelques résections articulaires, des incisions ou des débridements dans des endroits sensibles, de manœuvres douloureuses qui n'intéressent pas les tissus, tandis que les résultats sont moins évidents pour les amputations. A Strasbourg, M. Sédillot a constaté que ses opérés guérissaient mieux, qu'il en sauvait davantage, et qu'ils offraient moins de réaction inflammatoire. M. Simonin[2] (de Nancy) a signalé l'absence du frisson qui suit les grandes opérations, le peu de durée et la bonne nature de la suppuration, ainsi que la plus grande rapidité de la cicatrisation. Habituellement on peut se dispenser de donner de l'opium aux opérés, le chloroforme agissant non-seulement comme anesthésique pendant l'opération, mais comme sédatif après elle. Les avantages les plus importants de l'anesthésie se montrent dans les statistiques comparatives des résultats des opérations pratiquées avec ou sans le secours de ce précieux auxiliaire. M. Simpson[3], se basant sur les renseignements fournis par trente des chirurgiens les plus renommés de l'An-

---

[1] Thèse pour le professorat. Montpellier, 1850.
[2] De l'emploi de l'éther et du chloroforme. Paris, 1849.
[3] *Monthly Journal of medical science*, avril 1848.

gleterre, auxquels il s'était adressé dans ce but, a
constaté que, dans les grandes amputations, le nombre
des morts, qui s'élevait à 1 sur 3 1/2 avant l'anesthésie,
s'est abaissé ensuite à 1 sur 4. En consultant les statistiques dressées par MM. Syme, Philipps, Curling,
Malgaigne, on trouve qu'en moyenne, avant l'usage de
l'éthérisation on perdait, pour les amputations de
cuisse, 1 sur 2 ou 3, tandis que depuis la proportion
s'est réduite à 1 sur 4. M. Roux a observé à l'Hôtel-
Dieu que ses pertes, qui étaient du tiers pour les amputations, se sont réduites au quart. D'après une statistique des amputations établie par M. Burguières, le
nombre des décès ne serait plus que de 2 sur 5, au
lieu de 3 sur 5. Les mêmes avantages ont été vérifiés
par MM. Simonin et Sédillot; ce dernier, sur une série
de 9 amputations faites sous l'influence du chloroforme,
guérit tous ses malades. M. Bouisson [1], sur 92 opérations, parmi lesquelles 14 grandes amputations et
d'autres opérations très-graves, telles que la taille, l'extirpation du sein, du testicule, etc., ne perdit en tout
que 4 malades. A l Hôtel-Dieu de Montpellier, de
1850 à 1853, M. Serre aurait perdu 1 sur 28, et
M. Alquié 1 sur 40, après l'usage de l'anesthésie.

Ainsi, d'une façon générale, la mortalité s'est
abaissée notablement pour les grandes opérations,
depuis l'introduction des anesthésiques dans la pra-

[1] Ouvrage cité, pag. 427.

tique ; pour les amputations des membres en particulier, on sauve au plus bas 11 malades de plus sur
100 qu'avant cette innovation. Ce résultat considérable ne peut plus faire de doute aujourd'hui ; il se
trouve confirmé par la pratique journalière de nos
premiers chirurgiens [1]. Que deviennent auprès de lui
les quelques accidents et même les cas de mort, de
plus en plus rares, qui ont été attribués à l'anesthésie?

En supprimant la douleur, l'anesthésie supprime
également la contractilité musculaire, et ce n'est pas
le moindre de ses avantages. Avec quelle facilité plus
grande pourront être réduites les fractures et les luxations, cette cause principale d'irréduction se trouvant
anéantie ! Combien sera-t-il plus facile de pratiquer
certaines ligatures, comme celle de la carotide ou de
la sous-clavière par les procédés de M. Sédillot, de la
fessière par celui de M. Bouisson, les fibres musculaires
ne se resserrant plus spasmodiquement, comme une
boutonnière élastique, sur les doigts et les instruments !
Dans l'opération de la taille, on sera bien moins exposé
à blesser le rectum, dont les parois font le plus souvent
saillie vers la vessie par les efforts involontaires.
Enfin, sous l'influence de la douleur ou de la peur,
les malades ne pourront plus faire, dans le cours des
opérations, de ces mouvements brusques et inattendus
qui peuvent entraîner les plus graves accidents. Pour

[1] Bulletin de thérapeutique, tom. XXXIV.

terminer la longue énumération de tous les bienfaits
de l'anesthésie, avons-nous besoin de dire toute la
sécurité qu'elle donne à l'action chirurgicale? Si les
cris, les mouvements, les manifestations douloureuses
des malades pouvaient autrefois, dans certains cas,
jeter le trouble dans l'âme de l'opérateur, quel est le
chirurgien que la seule vue du sang suffira pour
effrayer, quand il opèrera comme sur un cadavre? Si
l'imperturbable sang–froid, plus rare encore que
l'adresse, est la qualité la plus précieuse de notre art,
combien l'anesthésie n'aide-t-elle pas à l'acquérir?

INDICATION ET APPRÉCIATION DES DIVERS
MOYENS ANESTHÉSIQUES.

On entend pas anesthésie (de α priv., ν. euphon. et
σισθησις, sensibilité) la privation ou la diminution de
la sensibilité en général, ou de celle d'un organe en
particulier. Si on voulait se borner à définir le but chirurgical, qui est de prévenir la douleur dans un point
limité du corps, il vaudrait peut-être mieux employer
le mot d'analgésie (de α priv., ν euph., αλγος, douleur).
La première dénomination a prévalu dans le langage
habituel, et on a donné le nom d'agents anesthésiques
aux moyens employés pour l'obtenir. Suivant que ces
moyens agissent localement sur un point du corps ou
qu'ils rendent tout l'organisme insensible aux impres-

sions extérieures, ce sont des anesthésiques locaux ou
des anesthésiques généraux. Parmi les premiers se
rangent les narcotiques, la compression, le froid, l'a-
cide carbonique et tous les anesthésiques généraux,
tels que les éthers, la liqueur des Hollandais, le chloroforme, etc. On compte dans les seconds, le sommeil
naturel, le magnétisme, la syncope, les narcotiques,
l'ivresse alcoolique, la série des éthers, le chloroforme, l'amylène et d'autres moins importants.

La narcotisation locale des régions sur lesquelles
devait porter une opération chirurgicale, a souvent été
employée, sinon pour anéantir complètement, du
moins pour atténuer la douleur. C'est surtout pour
des opérations légères, comme des incisions, la dilatation d'orifices naturels ou morbides, que ce moyen
était utilisé. Les parties étaient plongées préalablement
dans un bain ou recouvertes de cataplasmes, d'em-
plâtres, de pommades rendues narcotiques par des
préparations d'opium, de ciguë, de belladone, etc.
M. Bouisson a pu par ce moyen extirper sans douleur
un ongle incarné.

La compression a été appliquée de diverses ma-
nières comme moyen anesthésique : tantôt on l'exerçait
sur toute la partie qui devait subir l'opération, tantôt
elle n'agissait que sur les principaux troncs nerveux
qui s'y distribuent; d'autres fois on l'employait circu-

lairement sur tous les tissus d'un membre en un point
déterminé, qui n'était pas le lieu de l'opération.
Théden conseillait la compression générale sur les
membres qui devaient supporter de grandes opérations.
L'idée première de ce moyen, qui ne pouvait donner
que des résultats peu avantageux, venait probablement
de l'observation journalière d'individus qui se compriment instinctivement les points où ils ressentent certaines douleurs qu'ils apaisent par ce moyen. La malaxation du lobule de l'oreille par les bijoutiers, pour
pouvoir le perforer sans douleur, rentre dans la même
catégorie de faits. Il en est de même du conseil que
donne M. Bouisson pour la peau de la nuque afin
d'y passer un séton, et pour rafraîchir les divisions
du bec-de-lièvre.

La compression sur les gros troncs nerveux fut mise
en pratique vers 1780, par le chirurgien anglais Moore,
qui put pratiquer une amputation de jambe sans douleur, en s'aidant de ce moyen. Il avait fait construire
pour le membre inférieur un compresseur à deux pelotes qui s'appliquaient sur les nerfs sciatique et crural.
Par une première expérience, il s'était assuré sur lui-même que le membre arrivait à un degré d'engourdissement tel, que la sensibilité s'y trouvait éteinte. Cet
appareil a le double inconvénient d'être d'une application douloureuse, et de produire un engorgement considérable du membre, par suite de l'obstacle à la circulation veineuse, ce qui gêne dans l'exécution de

3

l'opération. Cependant Hunter et Bell firent l'apologie de cette méthode.

La compression circulaire des membres avec le garrot, qui avait été usitée par les arabistes, fut remise en usage par Juvet. La sensibilité n'est que médiocrement diminuée par ce procédé, qui occasionne de vives douleurs sur le point comprimé, et qui de plus peut entraîner le sphacèle. M. Liégard [1] (de Caen), l'exerçant avec des liens plus larges, est parvenu à enlever sans douleur des ongles incarnés, en comprimant le bas de la jambe. M. Velpeau était arrivé au même résultat par la compression circulaire du gros orteil.

Enfin, il est des cas où la compression agit d'une manière physiologiquement inexplicable, peut-être parce que la douleur qu'elle produit a une action dérivative. Van Swiéten parle d'un empirique qui guérisait les douleurs de dents par une compression exercée derrière l'oreille ou sur le menton, à l'émergence de la branche dentaire du nerf maxillaire inférieur. Un dentiste de Paris, M, Jacowski, prétend abolir la douleur de l'avulsion des dents, en exerçant une forte compression sur les conduits auditifs. Ce moyen bizarre nous a paru, dans quelques cas, atténuer la sensibilité. Les faits de cette nature ne sont pas du reste très-rares. M, Richet [2] raconte qu'ayant eu connais-

---

[1] Mélanges de médecine et de chirurgie pratique, 1837.
[2] Traité d'anatomie médico-chirurgicale, 1855, pag. 391.

sance de très-nombreuses guérisons instantanées, ob-
tenues depuis plus de trente ans par un chaudronnier
de la rue aux Fèves, pour des névralgies dentaires
opiniâtres, il apprit que ces résultats étaient obtenus
en coupant entre le condyle et l'antitragus la branche
auriculo-temporale du nerf maxillaire inférieur. Lui-
même eut des succès par l'emploi de ce moyen, qui
n'est pourtant ni plus rationnel, ni plus physiologique
que les précédents. N'en est-il pas de même pour la
cure des douleurs sciatiques, par la cautérisation du
tragus?

L'engourdissement par le froid est un procédé anesthésique dont l'importance est trop méconnue aujour-
d'hui dans la pratique, spécialement pour les petites
opérations qui ne portent qu'à une profondeur peu considérable des tissus. Hunter, faisant des expériences
sur les animaux, avait remarqué qu'après avoir soumis
l'oreille d'un lapin à l'action d'un mélange réfrigérant,
on pouvait lui faire subir des mutilations sans que
l'animal parût ressentir de douleur. Larrey, amputant
des blessés à Eylau par un froid de — 19°, n'avait constaté chez eux que des sensations douloureuses obtuses.
Enfin, le phénomène de l'onglée avait aussi pu four-
nir l'indication de se servir du froid pour supprimer
la sensibilité dans les parties soumises aux opérations.
Mais c'est à M. Arnott [1] (de Brighton) que revient

[1] Bulletin de l'Académie de médecine, 1849.

l'honneur d'avoir démontré l'utilité des mélanges réfrigérants dans bon nombre de cas, quoique A. Sanson
ait réclamé la priorité de cette idée. M. Velpeau, après
avoir obtenu trois succès complets pour l'extirpation
de deux ongles incarnés et l'ouverture d'un abcès, fit
part à l'Académie de médecine, le 16 octobre 1849,
des résultats de M. Arnott. A la suite de cette communication, MM. Béraud et Foucher entreprirent une
série d'expériences d'où ils tirèrent les conclusions suivantes : 1° le mélange réfrigérant amène l'anesthésie
complète des surfaces avec lesquelles il est mis en
contact ; 2° l'insensibilité peut être très-profonde (dans
une de leurs expériences ils ont pu introduire une
épingle jusqu'au radius et gratter le périoste sans provoquer de douleurs) ; 3° l'anesthésie arrive au bout
de deux ou trois minutes, rarement quatre ; 4° la durée
de cette insensibilité locale est d'environ deux ou trois
minutes, elle pourrait durer plus longtemps si le contact du mélange était plus prolongé ; 5° cette méthode
n'a pas d'inconvénients réels ; une seule fois elle a été
suivie d'œdème de la partie.

M. Arnott employait deux parties de glace pilée et
une de sel de cuisine ; M. Velpeau, que nous avons vu
dans plusieurs circonstances employer ce procédé avec
un succès complet pour l'ongle incarné, adopte le même
mélange. MM. Béraud et Foucher mélangeaient deux
parties de sel avec cinq de glace. M. A. Richard s'est
servi de parties égales de sel et de glace, plus une

partie de sel ammoniac. On a conseillé d'envelopper
le mélange dans un sac de baudruche, une vessie ou
un cœcum de mouton préparé; M. Velpeau préfère
une enveloppe en tissu de gaze, qui permet à l'eau de
s'écouler et au mélange de conserver une très-basse
température. Une compresse de linge usé nous a paru
remplir le même but. Au moment de l'application, la
sensation de froid est désagréable, mais non douloureuse; on peut l'amoindrir en ayant le soin préalable
de tenir des compresses imbibées d'eau froide sur les
parties, qui passent ainsi moins brusquement d'une
température à une autre. Cette précaution est surtout
utile quand les tissus sont enflammés; le froid, dans
ce cas, comme l'a observé Hunter, agit beaucoup moins
rapidement. L'engourdissement survient peu à peu,
s'accompagnant de picotements comme de nombreuses petites piqûres d'aiguille, puis arrive l'insensibilité. La peau devient blafarde, dure au toucher,
se crispe et peut alors être soumise sans douleur à
l'action chirurgicale. Dans les cas que nous avons
observés, il a fallu de quatre à six minutes pour obtenir un effet suffisant. Sur des tissus enflammés il
faut parfois plus d'un quart d'heure, et l'on n'obtient
pas toujours une anesthésie complète. Quand l'application n'a pas duré trop longtemps, la réaction qui
survient rend la peau rouge, chaude, un peu gonflée,
mais cet état ne dure que quelques instants; tous les
chirurgiens qui ont employé ce moyen n'ont pas vu

survenir de réaction inflammatoire violente, de gangrènes profondes, comme on .pourrait le craindre après
un froid de près — 20° sur des parties vivantes. MM.
Arnott et Coste affirment même que la réaction traumatique est moins vive après les opérations. Nous
n'avons constaté à cet égard aucune différence quand
nous l'avons appliqué. M. Snow avait adressé à cette
méthode le reproche immérité que les parties étaient
congelées, et qu'il pourrait survenir des accidents de
gangrène. M. Arnott[1] répondit qu'il était aussi peu
rationnel de craindre cet accident après l'emploi du
froid pendant quelques minutes, qu'après la compression momentanée pour l'hémostasie chirurgicale. Il n'y
a pas en effet de congélation véritable, car il se for-
merait des glaçons dans les tissus, et l'instrument tranchant n'en rencontre jamais. La graisse est concrétée,
la circulation capillaire arrêtée et les expansions nerveuses engourdies aussi bien par le froid que par défaut de stimulus, puisque le sang ne leur arrive plus.
Peut-être existe-t-il en même temps une compression
sur les nerfs par les tissus durcis par le froid.

M. Velpeau ne se sert plus guère du froid maintenant, que pour l'extirpation de l'ongle incarné. En
l'essayant pour une amputation du sein[2], il parvint
seulement à engourdir la sensibilité de la peau. Nous

[1] *Monthly Journal of medical science*, 1854.
[2] Traité des maladies du sein, 1858.

avons entendu ce professeur, qui l'a conseillé aussi pour les ponctions d'hydrocèle, reprocher à ce procédé d'inonder les malades d'un liquide glacé quand on opère sur le thorax ou l'abdomen, ce qui expose à des accidents. Pour les cautérisations transcurrentes, M. Nélaton prétend que les cautères sont éteints trop rapidement et que les tissus ne sont pas escarifiés à une assez grande profondeur. M. Follin[1] paraît cependant en avoir obtenu de bons résultats dans des cas de ce genre. Dans son ouvrage de *Pathologie interne*, M. Grisolle le conseille également quand on traite la sciatique par la cautérisation actuelle. Dans un cas pour des végétations à la vulve, M. Désormeaux n'obtint l'insensibilité qu'après avoir laissé le mélange appliqué pendant dix minutes. M. Murelle[2] dit l'avoir mis en usage avec un plein succès, dans dix cas, pour des ongles incarnés, des ouvertures d'abcès, des cautérisations. M. Foubert[3] cite des cas de réussite analogues. Dans sa pratique, M. Coste[4] (de Marseille) emploie habituellement les mélanges réfrigérants avec un plein succès, sans qu'il les ait jamais vus amener d'accidents. Il donne le conseil de piler la glace dans un sac à argent en toile grossière, par petites portions, pour l'empêcher de se tasser; il enveloppe ensuite le

[1] Blaire; thèse inaugurale. Paris, 1857.

[2] Thèse inaugurale. Paris, 1857.

[3] Thèse inaugurale. Paris, 1857.

[4] Union médicale, 1855.

mélange dans une étoffe de mousseline, pour en faire l'application.

Les faits qui démontrent l'efficacité de cette méthode anesthésique sont donc très-nombreux, ce qui ne l'empêche pas d'être très-peu répandue. Nous l'avons vu appliquer avec un entier succès par MM. Velpeau, Nélaton, Robert, Legouest, Follin, pour des cautérisations et des ablations d'ongles incarnés. Nous-même en avons constaté l'efficacité pour des kystes sous-cutanés et des ouvertures d'abcès. MM. Demarquay et Richard ont pu enlever ainsi des phalanges sans douleur. M. Georges a présenté à l'Académie de médecine un appareil pour obtenir, par le froid, l'anesthésie dentaire. Les cliniciens anglais s'en servent fréquemment dans la recherche des corps étrangers qui ont traversé la peau, comme des aiguilles par exemple. En supprimant la douleur, on évite en même temps l'écoulement de sang qui pourrait masquer le corps que l'on veut extraire. M. Stanley le met en usage pour enlever sans souffrances l'épiderme avant d'appliquer le caustique de Canquoin, qui n'agit bien que sur des surfaces dénudées. Le vésicateur employé par Canquoin ou la pâte de Vienne, que préfèrent d'autres chirurgiens, sont plus douloureux. Quand il s'agit d'ouvrir certains abcès dont la fluctuation n'est pas très-évidente, il faut avoir le soin de marquer d'avance le point où doit porter l'incision, parce que le froid, en concrétant les parties liquides, pourrait la faire disparaître. Quoique M. Coste ne propose l'anesthésie par le froid que pour les petites opérations usuelles, qui sont certainement de beaucoup les plus nombreuses dans la pratique, il se demande si, en enveloppant les membres d'un sachet rempli d'un mélange réfrigérant, on ne pourrait pas ainsi supprimer les douleurs les plus vives occasionnées par l'incision de la peau, qui est le tissu le plus sensible ? Ne serait-il pas rationnel de l'essayer pour des opérations sur les yeux, comme les extirpations de kystes des paupières, l'excision du chémosis, du ptérygion, l'exploration de l'œil à l'aide d'élévateurs, et peut-être même l'opération de la cataracte ? On objectera le danger d'appliquer un froid de — 20° sur un organe aussi sensible ; mais y a-t-il réellement danger d'appliquer pendant cinq minutes un mélange réfrigérant sur l'œil, quand on voit des praticiens y maintenir pendant trois jours de la glace pour des affections diverses, sans qu'il en résulte d'accidents ? On pourrait, du reste, tenter à cet égard des expériences sur les animaux.

De l'exposé des faits qui précèdent, on peut tirer les conséquences suivantes :

1° Les mélanges réfrigérants appliqués sur les parties vivantes préviennent ou atténuent la douleur occasionnée par le traumatisme chirurgical ;

2° Cette propriété anesthésique n'existe que pour la

peau et les tissus situés à une petite profondeur au-
dessous d'elle ;

3° L'insensibilité s'obtient plus facilement sur les
tissus sains que sur les tissus enflammés. Elle arrive
au bout de quatre ou cinq minutes dans le premier
cas, et de cinq ou dix minutes dans le second ;

4° Cette méthode n'entraîne aucune suite fâcheuse,
quand elle n'est pas appliquée plus de dix minutes;

5° Elle doit être préférée, dans un grand nombre de
petites opérations usuelles, à l'anesthésie générale,
qui est plus dangereuse.

Le gaz acide carbonique était employé comme anesthésique local par les anciens, qui ne se rendaient pas
compte du mode d'action des préparations dont ils se
servaient. La pierre de Memphis , n'étant qu'un car-
bonate calcaire, devait être décomposée par le vinaigre
auquel elle était mélangée. L'acide acétique déplaçait
dans le sel de chaux l'acide carbonique, qui agissait
alors par ses propriétés spéciales. La fumée d'herbes
aromatiques, administrée en douches vaginales depuis
Hippocrate jusqu'à A. Paré, agit probablement de la
même façon. Il en est de même des propriétés séda-
tives des bains de levure de bière, de marc de raisin
et de certaines eaux, comme celles de Manheim et de
Marienbad. Ce n'est qu'en 1794 que le Hollandais
Ingen-Houz et ensuite, d'après ses conseils, Beddoës
firent des recherches sur les propriétés anesthésiques

du gaz carbonique. Ce dernier l'expérimenta même
sur lui, pour calmer les douleurs d'un doigt ulcéré.
D'abord il ne fut employé que pour amortir la douleur
à la surface de vésicatoires et d'ulcères cancéreux. En
1834, Moyon (de Gênes) en avait obtenu de bons effets
dans l'aménorrhée et les douleurs vives et poignantes
qui accompagnent assez souvent l'époque menstruelle.
M. Simpson appela de nouveau l'attention sur ce moyen,
en 1854 ; il le conseilla pour les affections douloureuses de l'utérus et des organes voisins. M. Follin [1],
le premier en France, utilisa ce moyen contre les douleurs d'ulcères , de cancroïdes, de trajets fistuleux et
d'affections du col utérin. Il reconnut que ce gaz avait
le double avantage de calmer les souffrances et de modifier avantageusement les surfaces ulcérées. M. Broca,
après l'avoir injecté dans la vessie pour des catarrhes
très-anciens, contre lesquels tous les autres moyens
thérapeutiques avaient échoué, vit les douleurs devenir bien moins vives et les envies d'uriner moins fréquentes. A l'hôpital de la Pitié , M. Maisonneuve [2] a
pu diminuer les souffrances de ses malades et amé-
liorer leur état, dans des cas de phlegmons, de fractures compliquées , en enveloppant les parties d'un
manchon en caoutchouc dans lequel il faisait arriver
du gaz carbonique. Il est à remarquer que sur des

[1] Archives générales de médecine, tom. VIII; 1856.
Gazette hebdomadaire, 1856.

surfaces où l'épiderme subsiste, les résultats sont presque nuls. M. Follin pense que les effets sont meilleurs sur les muqueuses. MM. Monod et Demarquay l'ont administré en douches avec succès, pour calmer des douleurs excessives, pour des cancers de l'utérus et du rectum, des abcès des ligaments larges et des névroses utérines Habituellement on donne des douches d'une à deux minutes. M. Follin se sert d'un vase à trois tubulures, dans lequel on place les substances nécessaires au dégagement du gaz.

Quelquefois on a mélangé l'acide carbonique à d'autres vapeurs anesthésiques. M. Fordos, en faisant passer un courant de ce gaz sur une éponge imbibée de chloroforme, a pu faire cesser pendant trente-six heures, au bout d'une minute, des douleurs très-vives. Nous avons vu M. Verneuil pouvoir pratiquer le cathétérisme avec bien plus de facilité, après avoir injecté un mélange analogue au précédent, dans la vessie d'un malade chez lequel on ne pouvait pas introduire auparavant la plus petite sonde sans provoquer des souffrances atroces. Mais si ce moyen peut calmer la douleur, alors que tous les autres ont échoué, pour des ulcères, des cancroïdes, des plaies anciennes, etc., enfin sur des muqueuses ou des surfaces malades dépourvues d'épiderme, il n'est pas probable qu'on puisse l'appliquer à l'exécution des opérations. On comprend toutefois que, dans quelques cas particuliers, on puisse faire précéder de son emploi l'application de caustiques potentiels ou du cautère actuel.

Le gaz oxyde de carbone a pu rendre des services dans des conditions analogues au précédent. M. Coze[1] (de Strasbourg) en a signalé les bons effets, soit en douches utérines, soit en bains, après avoir placé les parties malades dans un manchon. Ce moyen, qui est depuis longtemps usité en Allemagne comme médication locale, a été aussi étudié par M. Ozanam, qui a constaté que ses effets sur la peau étaient à peu près nuls, tandis qu'ils étaient très-remarquables sur les surfaces dénudées. M. Tourdes a vu des accidents survenir à la suite d'applications locales de ce gaz, ce qui prouve son énergie.

Quoi qu'il en soit, ce moyen anesthésique, comme le précédent, doit être borné à calmer certaines affections douloureuses, mais ne peut être utilisé par la chirurgie opératoire.

Les anesthésiques généraux empruntés aux substances hydro-carbonées ou chloro-hydro-carbonées, jouissent presque tous de propriétés anesthésiques locales. Les oculistes, bien avant la découverte de l'éthérisation, ordonnaient à leurs malades de se couvrir les yeux avec les mains, dans lesquelles ils avaient d'abord fait étendre quelques gouttes d'éther, pour calmer les douleurs et la photophobie. MM. Bouisson, Flourens, Longet et Serres avaient remarqué que l'inhalation des

[1] Comptes-rendus de l'Académie des sciences, 1857.

vapeurs éthérées amenait l'insensibilité locale de la
muqueuse buccale et pharyngienne, avant que la sensibilité générale ne fût atteinte. Par des expériences
sur les animaux, ils avaient également constaté que
des applications d'éther liquide ou en vapeurs sur les
nerfs, amenaient l'insensibilité des parties auxquelles ils
se distribuent. M. Nunneley, professeur à Leeds, avait
pu stupéfier à volonté, dans des expériences analogues,
les membres d'un animal et pratiquer des mutilations
graves sans manifestations douloureuses. Chez l'homme,
il avait réussi à anesthésier des portions limitées de
la surface cutanée. M. Simpson, expérimentant sur
les animaux et sur l'homme, était arrivé aux mêmes
résultats. Plus récemment, M. Aran, après une série
d'expériences, conclut que tous les anesthésiques généraux pouvaient aussi agir localement; que le plus
actif de tous était l'éther chlorhydrique chloré de
M. Mialhe. Il suffirait de 15 à 20 gouttes versées sur
la partie à rendre insensible, pour obtenir un résultat
et même pour calmer des douleurs profondes, quoiqu'on réussisse surtout pour les superficielles.

Les effets des anesthésiques appliqués localement
ont été diversement interprétés. M. Nunneley pense
qu'il y a d'abord une action locale sur les expansions
nerveuses, qui se transmet ensuite aux centres nerveux par les gros cordons. Quelques chirurgiens français les attribuent à une action stupéfiante spéciale
qui agit graduellement sur les expansions nerveuses

périphériques, comme les narcotiques ; d'autres ont
vu la cause principale dans l'abaissement de la température provenant de la vaporisation de ces corps,
qui sont en général très-volatils. MM. Leconte et
Follin [1] ont noté, en se servant de l'éther, que l'insensibilité arrivait avec d'autant plus de promptitude que
l'évaporation était plus active. Le froid est alors, en
effet, beaucoup plus intense. Ainsi, à l'air libre, par
une température de + 16°, si on verse dé l'éther sur
du coton entourant la boule d'un thermomètre, l'instrument descend peu à peu à — 14°. En activant l'évaporation de l'éther, en soufflant dessus, on n'arrive
qu'à un abaissement de — 10°, mais beaucoup plus
rapidement. Si l'on vient à diminuer la pression atmosphérique en plaçant l'instrument sous la cloche
d'une machine pneumatique, on arrive à une température de — 36°. Quand, au contraire, on empêche
l'évaporation, comme l'ont fait MM. Richet, Broca,
Morel-Lavallée, il n'y a que très-peu de changement
dans la sensibilité. MM. Hardy et Guérard avaient aussi
attribué à cette cause l'action anesthésique locale du
chloroforme. Mais si l'on peut arguer de l'action fri-
gorifique produite par l'évaporation de corps liquides
sur les parties, le peut-on faire pour leurs vapeurs
arrivant sur les parties douloureuses et y produisant
des effets identiques ? Il est donc probable qu'il existe

[1] Bulletin de la Société de chirurgie, 1854.

une double action quand on emploie les anesthésiques à l'état liquide, action par le froid, action stupéfiante spéciale. Cette dernière agirait seule avec ces agents en vapeurs.

M. Roux [1] (de Toulon) fut un des premiers qui chercha à calmer la douleur en versant de l'éther sur des plaies anciennes ou récentes, et même sur les moignons de ses amputés. Les effets étaient plus prompts sur les plaies récentes, la réaction était moins vive et la cicatrisation plus rapide que dans les circonstances ordinaires. Il survenait un picotement assez pénible, mais de courte durée, après lequel on pouvait irriter ou inciser la peau sans déterminer de douleur. Le chloroforme liquide avait été essayé sans doute avec peu de succès par M. Snow sur des surfaces dénudées ; car il donne la préférence à une solution de cyanure de potassium et d'acide cyanhydrique. M. Simpson [2] avait constaté l'action négative de l'éther liquide quand on y plongeait les parties ; mais par les vapeurs éthérées il avait obtenu des effets anesthésiques d'autant plus marqués, qu'elles étaient plus concentrées. L'activité était augmentée quand la peau était fine ou que l'épiderme avait été ramolli par des bains. Jamais il n'avait pu réussir à abolir complètement la sensibilité pour des incisions profondes ou des amputations de doigts.

[1] Gazette des hôpitaux, 1847.
[2] *Provincial medical and surgic. Journ,*, 1848.—*The lancet,* 1848.

Le chloroforme avait produit des phénomènes analogues ; mais son application sur les surfaces dénudées avait été douloureuse, et sur la peau il avait entraîné une congestion avec injection vasculaire très-prononcée. M. Simonin avait eu l'occasion de constater ces divers résultats.

En 1853, M. Ch. Hardy (de Dublin) proposa un appareil pour déterminer l'anesthésie locale à l'aide des vapeurs du chloroforme. M. P. Dubois réussit deux fois pour des ouvertures d'abcès. M. Nélaton eut des résultats incomplets. Pour amener l'insensibilité plus sûrement, M. Dubois donne le conseil de concentrer les vapeurs sous une ventouse, ce que M. Simpson avait déjà fait.

Le procédé de M. Hardy fut essayé ensuite avec peu de succès, dans divers hôpitaux de Paris, par MM. Velpeau, Michon, Gosselin, Giraldès, Guersant, Jobert, Richard, etc., dans diverses opérations. Pour une opération de fistule à l'anus, M. Richard ne parvint pas à éteindre la sensibilité au bout d'un quart d'heure, après avoir usé 200 grammes de chloroforme. Cependant, dans certains cas, les conditions paraissaient très favorables, car on avait à agir sur des parties où la peau était très-fine, comme la région de l'aisselle. M. Ricord, sur trois opérations de phimosis, eut un succès ; M. Roger, à l'hôpital des Enfants, opérant sur la peau saine, n'obtint aucun bon effet. Le but primitif de M. Hardy était, du reste, de faire surtout

4

servir ce moyen comme sédatif, dans des cas de maladies locales très-douloureuses, plutôt que de l'appliquer aux opérations chirurgicales. Des médecins de la Société chirurgicale d'Irlande, à laquelle il avait présenté son appareil, avaient pu toutefois anesthésier la peau, et l'un d'eux faire l'amputation d'un doigt sans nulle douleur.

MM. Guérard et Figuier ont aussi fait construire des appareils pour provoquer l'anesthésie locale. M. Figuier, pensant qu'à une haute température l'absorption des vapeurs se ferait plus facilement, les a fait arriver à 50° sur les parties malades. Dans des expériences faites à Saint-Louis, Lariboisière, Lourcine, on a pu diminuer sensiblement la douleur, mais non pas l'abolir complètement dans de petites opérations.

M. Bonnafont [1] paraît avoir fait une heureuse application aux affections douloureuses de l'oreille, des injections de vapeurs de chloroforme par la trompe d'Eustache.

Dans un travail présenté à la Société de chirurgie, M. Richet [2] cite des faits qui constatent les propriétés anesthésiques locales de l'éther liquide, versé en petite quantité à la fois sur les régions dont on veut

---

[1] Bulletin de l'Académie de médecine, 1855.
[2] Bulletin de la Société de chirurgie, 1854.

obtenir l'insensibilité, et dont on favorise l'évaporation par un courant d'air.

Ce chirurgien croit à la double action stupéfiante et réfrigérante du moyen, en accordant à cette dernière la plus grande part. La sensibilité des nerfs superficiels est engourdie, mais la sensibilité tactile profonde n'est jamais anéantie. L'éther, en se volatilisant, donne d'abord une sensation de fraîcheur agréable; mais si on accélère l'évaporation, le froid devient plus intense et parfois même un peu douloureux. La surface cutanée prend une teinte rosée, puis offre par places de petites taches blanches qui, en se réunissant, forment une plaque d'un blanc mat, arrondie, entourée d'un liseré rosé. L'effet produit sur la peau est absolument le même qu'avec les mélanges réfrigérants, mais moins prononcé; les tissus sont moins durcis, mais l'insensibilité n'en existe pas moins, quoique peut-être à une moins grande profondeur. Dans une première série d'observations, M. Richet obtint des effets anesthésiques évidents, mais limités; dans dix autres cas, la douleur fut, au contraire, complètement supprimée, et les parties incisées conservèrent assez longtemps leur insensibilité. Ce procédé fut employé pour des incisions d'abcès, de kystes et de panaris, et une désarticulation du cinquième orteil. Vidal dit avoir échoué pour une opération de phimosis.

On peut voir, d'après tous les faits qui précèdent, que l'éther et le chloroforme ont été spécialement em-

ployés pour provoquer l'anesthésie locale ; que ces
agents paraissent agir sur les expansions nerveuses par
leur propriété stupéfiante propre, par la réfrigération
qui résulte de leur vaporisation, ou bien par ces deux
actions combinées ; que leur action ne s'étend jamais
profondément, n'est pas toujours certaine, et que son
énergie étant d'autant plus prompte que l'épiderme est
plus mince, les surfaces ulcérées ou saignantes sont
plus faciles à anesthésier ; que l'insensibilité obtenue
à l'aide de ces corps à l'état liquide, dont on empêche
l'évaporation, comme le fait M. Aran, ou à l'état de
vapeurs, comme les emploient MM. Hardy et Figuier,
est surtout due à la stupéfaction des nerfs, et ne peut
être utilisée que pour calmer certaines douleurs re-
belles à d'autres moyens ; que l'éthérisation locale,
comme le conseille M. Richet, est la seule qui puisse
être employée avec quelque espoir d'empêcher la douleur pendant l'acte chirurgical, et encore quand il
s'agit d'opérations légères portant sur de petites surfaces et à peu de profondeur ; que l'on peut verser
l'éther sur des surfaces traumatiques récentes et même
au fur et à mesure qu'on pratique des incisions, sans
danger de voir l'inflammation secondaire augmentée
par ce procédé.

Ce moyen anesthésique a l'inconvénient d'exiger
l'emploi d'une très-grande quantité d'éther, d'être gênant pour l'opérateur et le malade, qui respirent
malgré eux les vapeurs dont ils sont entourés, ce qui

peut les incommoder. De plus, il exige la présence
d'un aide pour favoriser sans cesse l'évaporation, en
faisant passer un courant d'air rapide sur la région
qui est soumise à l'anesthésie. Enfin, il est loin de
donner constamment des résultats satisfaisants. Les
mélanges réfrigérants sont moins incommodes, moins
coûteux et certainement plus sûrs ; nous pensons donc
qu'on doit leur accorder la préférence. L'éther pourrait être employé quand, l'opération étant commencée,
les mélanges réfrigérants ne sont plus applicables. En
versant, en effet, de petites portions d'agent anesthésique sur les plaies pendant que l'instrument agit sur
les tissus, on peut atténuer ainsi les douleurs.

Nous signalerons encore comme moyen d'anesthésie
locale, le mélange proposé dans ces derniers temps par
M. Piédagnel [1] pour obtenir la cautérisation sans douleur. Deux fois nous avons vu échouer ce procédé,
qui consiste à appliquer une pâte composée de poudre
de Vienne, d'hydrochlorate de morphine, de chloroforme, d'alcool et d'eau. Des confrères nous ont dit
également n'avoir pas été plus heureux.

Parmi les anesthésiques généraux, c'est-à-dire dont
la puissance doit supprimer l'action des centres nerveux, pour que la douleur ne soit plus perçue, nous
avons indiqué le sommeil naturel, la distraction morale,
le magnétisme animal, la syncope, les narcotiques,

[1] Comptes-rendus de l'Académie des sciences, 1858.

l'ivresse alcoolique, la série des éthers, l'amylène, le chloroforme et quelques autres corps administrés, comme ces derniers, sous forme d'inhalations.

Dans le sommeil naturel, la sensibilité générale est endormie comme les sens ; une certaine excitation et quelques instants sont nécessaires avant que le moi soit disposé à percevoir entièrement les sensations douloureuses ou agréables qui peuvent agir sur les organes. On a donc pu utiliser cet état physiologique normal pour quelques opérations légères de peu de durée, chez les enfants et les sujets pusillanimes. On comprend qu'une incision, une excision, très-rapidement faites, puissent n'influencer que très faiblement un sujet endormi, dont la sensibilité est obtuse ; on évite de plus les appréhensions, qui rendent les douleurs encore plus vives dans l'état de veille.

La distraction morale est un moyen que Dupuytren avait le talent d'employer avec un grand succès, pour éviter les douleurs à ses malades. Dans certains cas, on peut, en effet, par des apostrophes inattendues, détourner l'attention des patients qui, en se préoccupant constamment de l'opération qu'ils vont subir, mettent le système nerveux dans un état d'éréthisme tel que leurs souffrances en deviennent bien plus intenses. On obtient en même temps une résolution musculaire plus ou moins complète, qui facilite les réductions de luxations, de hernies et quelquefois même les cathétérismes difficiles. Nous avons vu M. Desmarres obtenir d'excellents résultats de l'application de ce moyen, poussé même un peu loin ; car à la vivacité des paroles se joignaient parfois des actes répressifs énergiques. Après avoir obtenu l'immobilité et l'obéissance, si indispensables pour les opérations délicates qui se pratiquent sur les yeux, il profitait, pour opérer, du moment de trouble et d'étonnement provoqué ainsi chez ses malades, dont la sensibilité paraissait aussi moins vive.

Le magnétisme animal a été tellement exploité par le charlatanisme, les effets obtenus ont été si inconstants, qu'il compte aujourd'hui bien peu de croyants parmi les hommes de science. Cependant, il est incontestable que l'anesthésie générale ou locale a pu être provoquée par ce moyen, mais les observations sont rares et la méthode n'a pu être généralisée. Dans son rapport à l'Académie de médecine, M. Dubois[1] (d'Amiens) prétend que les faits ne sont rien moins que concluants ; cette allégation ne peut être admise, en présence de faits parfaitement avérés, comme ceux de M. Cloquet pour une ablation du sein, de M. Word pour une amputation de cuisse, de M. Loysel (de Cherbourg.) pour diverses opérations. M. Oudet a vu également réussir ce moyen ; M. Courty (de Montpel-

[1] Bulletin de l'Académie de médecine, 1837.

lier) l'a vu employer avec succès chez une dame par M. Kühnholtz, cité aussi par M. Bouisson. Nous-même, à la clinique de M. Velpeau, avons pu nous convaincre que, en dehors de toute impression physique, l'influence d'un individu sur un autre pouvait amener l'insensibilité. Il s'agissait d'une jeune fille d'une vingtaine d'années qui devait subir l'extirpation d'une tumeur du sein, de la grosseur d'un œuf de dinde. Elle réclamait avec instance d'être magnétisée par l'un des élèves de service, qui l'avait déjà plongée dans l'insensibilité par ce moyen. Au bout de quelques minutes la face pâlit, les yeux se fermèrent, le corps parut tomber dans la résolution, et le chirurgien commença l'opération, qui dura environ sept minutes. La malade ne montra quelques sensations douloureuses que vers la fin de l'opération, et encore ces manifestations se bornèrent-t-elles à quelques grimaces, sans cris ni mouvements. Pour toute personne de bonne foi, il y a dans ce fait quelque chose d'insolite ; car certes, si la malade n'eût pas été sous une influence spéciale, les douleurs se seraient manifestées d'une façon bien plus énergique.

La syncope obtenue par la saignée ou par l'émétique donné à dose nauséeuse, a été préconisée comme moyen anesthésique par quelques chirurgiens ; mais elle amène plutôt la résolution musculaire que l'insensibilité. Elle a donc pu être davantage utile pour des réductions de luxations, de fractures, de hernies, que pour des opérations sanglantes. Cet état a, du reste, par lui-même l'inconvénient d'être un accident que l'on cherche toujours à éviter dans le cours d'une opération.

Les narcotiques ont été, comme nous l'avons vu, employés comme agents anesthésiques par des chirurgiens du moyen âge. Quelques essais ont été tentés de nos jours avec l'opium et le haschich. Ces médicaments, outre l'inconvénient de ne pouvoir se doser que difficilement, produisent des effets qui se prolongent trop longtemps après s'être trop fait attendre et peuvent occasionner des accidents cérébraux. Sassard, vers 1780, avait cherché à généraliser l'emploi de l'opium avant les opérations ; mais ce moyen infidèle et dangereux peut parfois, comme l'a remarqué M. Bouisson, exalter la sensibilité au lieu de l'atténuer. Chez un enfant de dix ans, Gerdy raconte avoir obtenu avec trente-deux grammes de sirop diacode, une telle insensibilité qu'il put enlever sans douleur et cautériser au fer rouge une tumenr encéphaloïde du sinus maxillaire. M. Courty [1] cite, d'après M. Cornaz (de Neuchâtel), qui aurait vu pratiquer l'opération, une désarticulation de cuisse faite sans douleur chez une femme narcotisée par l'opium. Ces résultats sont rares et très-loin d'être comparables aux inhalations actuelles.

[1] Thèse citée.

L'ivresse alcoolique détruit plus ou moins complè·
tement, chez les individus qui sont soumis à son influence, la sensibilité et la contractilité musculaires. Les
ivrognes sont souvent étonnés, en se réveillant, de
n'avoir pas ressenti les blessures graves dont ils sont
atteints. Les chirurgiens réduisent sur eux avec une
facilité surprenante les luxations et les fractures, quand
ils sont plongés dans cet état. Il est même arrivé qu'on
ait pu pratiquer des opérations graves sans exciter la
sensibilité, comme dans le cas d'amputation de cuisse
rapporté par Blandin. Des médecins ont donc pu sérieusement songer à plonger leurs malades dans l'i-
vresse pour les soustraire à la douleur. Sanson avait
proposé les vapeurs d'alcool et de camphre ; plus récemment on a essayé le vin de Champagne laudanisé.
Mais ces essais sont restés infructueux et n'ont pas
été répétés, en présence de la répulsion qui s'attache à
l'ivresse et des dangers qu'elle peut amener par des
inflammations du tube digestif ou par des réactions
fâcheuses. Enfin, on n'est pas toujours sûr d'amener
la perte de connaissance avec insensibilité absolue.
C'est donc un état dont on peut profiter quand il existe,
mais qu'on ne peut songer à provoquer.

Tous les moyens anesthésiques généraux dont nous
venons de parler sont donc dangereux ou infidèles,
malgré les quelques cas de succès que chaçun d'eux

compte, et il faut chercher dans ceux qui vont suivre
plus de sécurité et de certitude dans les résultats.

L'idée première des *inhalations gazeuses*, comme
moyen anesthésique, remonte à une époque assez
éloignée. Depuis longtemps, les entomologistes se servent des vapeurs d'éther pour tuer les insectes qu'ils
destinent à leurs collections. Dans un chapitre histo-
rique de l'ouvrage de M. Bouisson, on peut voir que
déjà, vers la fin du siècle dernier. les chirurgiens
anglais Pearson, Beddoës et Thorton employaient
presque en même temps les inhalations d'éther pour
calmer les douleurs de certaines affections de poitrine,
et même pour d'autres maladies. Le chimiste Davy[1],
essayant sur lui-même les effets du gaz protoxyde
d'azote, avait constaté ses propriétés exhilarantes et
stupéfiantes, et il avait pensé, sans cependant en faire
l'expérience, que ce moyen pourrait être utilisé pour
détruire la sensibilité dans les opérations chirurgicales.
Thénard et Vauquelin avaient ensuite vérifié ces expériences ; ce dernier avait failli périr à la suite des inhalations de ce gaz. Plus tard, MM. Desportes, Anglada
(de Montpellier) et Faraday employèrent les inhalations
d'éther, dans diverses circonstances, pour calmer la
douleur. Christison avait rapporté le cas d'un individu
qui resta trente et une heures en léthargie, après avoir
respiré de l'éther ; Giacomini avait signalé l'état sopo-

---

[1] Recherches sur l'oxyde nitreux, pag. 556.

reux et de stupéfaction amené chez des lapins par les inhalations éthérées. Enfin, deux ans avant la découverte de M. Jackson, le dentiste Wells (de Hardford) avait pu pratiquer l'extraction des dents sans douleur après les inhalations de protoxyde d'azote, qu'il avait préféré aux vapeurs d'éther, dont il se servait d'abord. Mais si on trouve dans tous ces essais une tendance vers la grande découverte de l'éthérisation, on ne peut refuser à M. Jackson la gloire d'avoir, le premier, après des observations concluantes, introduit dans la science et la pratique chirurgicale ce merveilleux moyen anesthésique.

Les nombreuses expériences de M. Chambert [1] ont démontré que tous les éthers peuvent amener l'insensibilité, mais que l'éther sulfurique donne les résultats les plus constants et les plus innocents ; que tous portent leur action sur la motricité, qu'ils exaltent ou pervertissent, plus généralement que sur la sensibilité, mais que l'éther sulfurique agit surtout sur l'appareil sensitif ; que tous provoquent une énorme dilatation pupillaire ; que le plus actif est l'éther nitreux ; enfin, que l'énergie d'un éther n'est pas toujours en rapport avec sa volatilité.

Après les éthers, diverses autres substances furent essayées en inhalation ; mais aucune ne donna d'aussi bons résultats que l'éther sulfurique.

---

[1] Des effets physiologiques et thérapeutiques des divers éthers. Paris, 1848.

L'aldéhyde, proposée par M. Poggiale, a l'inconvénient, d'après les essais de M. Simpson sur l'homme,
de provoquer de la toux, de la dyspnée, une constriction de la poitrine très-pénible, de produire des effets
très-insuffisants, et de pouvoir en se décomposant
donner naissance à des corps très-vénéneux.

La liqueur des Hollandais, essayée d'abord par
MM. Simpson, Snow, Nunneley, puis par M. Robert,
irrite violemment la gorge.

La benzine, outre son odeur désagréable, peut amener des tremblements convulsifs et occasionner des
bruits intolérables dans la tête.

Le formométhylal, rangé par M. Bouisson pour ses
effets entre l'éther et le chloroforme, après des expériences sur les animaux, n'a pas été employé sur
l'homme.

M. Chambert a étudié aussi l'action physiologique
de *l'acétone*, du *camphre*, de la *créosote,* des *essences de
lavande*, de *moutarde*, d'*amandes amères*. La plupart
de ces corps provoquent de la somnolence sans amener d'effets fâcheux. L'essence de moutarde tue. D'après
M. Bouchardat [1], les huiles essentielles et le camphre
agissent comme anesthésiques.

Le bisulfure de carbone, expérimenté par MM.

[1] Manuel de matière médicale, 1856, pag. 209.

Simpson et Serre (de Montpellier), après M. Harald
Theulow (de Christiania), a une odeur fétide, alliacée,
très-désagréable ; c'est un anesthésique puissant, mais
qui provoque des hallucinations, des éblouissements
et de la céphalalgie.

La fumée obtenue en brûlant le *Lycoperdon proteus*
aurait, d'après M. Richardson, la propriété de plonger
dans un état d'insensibilité qui ressemble à la mort
les animaux auxquels on l'a fait respirer. M. Gérard [1],
expérimentant sur lui-même, n'a obtenu de ce moyen
aucun phénomène remarquable.

Le gaz oxyde de carbone a été l'objet d'un mémoire
de M. Ozanam, qui conclut, d'après deux expériences
sur l'homme, dont M. Witt [2] était un des sujets, que
ce corps peut être administré avec prudence comme
anesthésique. Cette action avait été constatée depuis
longtemps par M. Tourdes (de Strasbourg), qui mettait des animaux en état de mort apparente en les
plongeant dans ce gaz, et les rappelait à la vie en les
remettant à l'air libre. Un dixième d'oxyde de carbone
suffit dans l'air pour amener l'insensibilité après deux
ou cinq minutes chez des lapins. Dans l'expérience de
M. Witt, il suffit de deux ou trois inspirations pour
amener l'anesthésie. Parfois la connaissance revient

[1] Comptes-rendus de l'Académie des sciences. 1856.
[2] Comptes-rendus de l'Académie des sciences, 1856.

avant la sensibilité ; tel est le cas du malade de M. Grisolle, asphyxié par la valeur de charbon, dont parle
M. Tourdes. Ces exemples d'anesthésie par l'oxyde de
carbone, provoquée par accidents ou volontairement,
ne sont pas rares. La sensibilité est éteinte au bout de
peu de temps, chez les individus qui tentent de se sui-
cider par les vapeurs de charbon. Il en est de même
chez les ouvriers employés dans les forges, lorsqu'ils
viennent à respirer en trop grande quantité le gaz oxyde
de carbone dont on se sert pour certaines opérations
métallurgiques. M. Guérard[1] a rapporté le fait de M. Du-
puis-Delcourt, qui, dans une ascension en ballon,
perdit connaissance après avoir respiré un mélange
d'hydrogène carboné et d'oxyde de carbone, qui se
dégageait par la partie inférieure du réservoir. L'aéro-
naute ne reprit connaissance qu'après la descente.

Mais si ce gaz jouit de propriétés anesthésiques
évidentes, il peut amener des accidents graves et la
mort. Le système nerveux central est surtout atteint,
il survient des vertiges, des nausées, de l'anxiété, qui
peuvent persister longtemps après les inhalations.

Le gaz acide carbonique a été essayé en inhalation,
entre autres par M. Herpin[2], qui conseille de le mélanger à une forte proportion d'air, ou de ne l'admi-

---

[1] Annales d'hygiène, 1842.
[2] Comptes-rendus de l'Académie des sciences, 1858.

nistrer que quand l'anesthésie a été commencée avec le chloroforme. Évidemment, ce gaz ne peut agir que comme les gaz asphyxiants, en empêchant l'hématose, sans exercer une action spéciale sur le système nerveux. On sait, en effet, depuis longtemps, et ces faits viennent d'être rappelés dernièrement par MM. Bouchut et Demarquay, que l'état d'asphyxie amène l'insensibilité, même chez des individus qui ont encore conscience de ce qui se passe autour d'eux. Ce procédé serait donc dangereux.

Ainsi, de tous les agents anesthésiques administrés en inhalation, que nous venons de passer en revue, l'éther sulfurique, le premier mis en usage, est encore le préférable. Mais le chloroforme, introduit dans la pratique par M. Simpson, en 1847, jouit d'avantages encore plus complets, et se trouve aujourd'hui presque seul employé par la plupart des chirurgiens. L'amylène, après avoir eu un moment de vogue, est retombé dans l'oubli.

L'éther sulfurique fut seul usité jusque vers la fin de l'année 1847, époque de l'emploi du chloroforme par M. Simpson. A partir de ce moment, ce nouvel agent anesthésique fut préféré par la grande majorité des chirurgiens, jusqu'à ce que des cas de mort étant survenus pendant les inhalations de chloroforme, il se fût déclaré une réaction en faveur de l'éther, qu'on conseilla dans certains cas spéciaux. MM. Sédillot et

Bouisson furent des premiers à revenir à l'éther. Le professeur de Montpellier, considérant l'usage de ce dernier agent comme moins dangereux, en indique l'emploi pour les sujets débilités ou nerveux, pour ceux qui appartiennent aux périodes ultimes de la vie, pour ceux enfin qui doivent subir une opération grave, nécessitant une anesthésie de longue durée. Après le cas de mort de M. Valette, le chloroforme fut proscrit entièrement de la pratique des hôpitaux de Lyon. Mais aujourd'hui l'éther a bien peu de partisans, et il n'est peut-être pas à Paris un seul chirurgien qui s'en serve. Comme le chloroforme, il peut occasionner la mort ; et si en 1850 on ne comptait dans la science que 5 cas de mort par l'éther contre 15 attribués au chloroforme, en 1855 la proportion était de 15 pour le premier et de 49 pour le second, quoique ce dernier ait été employé proportionnellement beaucoup plus fréquemment. On reproche à l'éther de ne pouvoir être administré sans appareils, à cause de sa grande volatilité, ce qui exige d'un autre côté qu'on en consomme une grande quantité. Ses vapeurs sont inflammables, ce qui constitue un inconvénient sérieux si on opère à la lumière artificielle. Il irrite la gorge et les bronches en produisant le plus souvent une toux violente, un sentiment d'oppression et d'étouffement parfois insupportable ; il excite la salivation, ce qui provoque un crachotement gênant pour les assistants ; enfin, l'exagération de la sécrétion muqueuse des

5

bronches pourrait déterminer l'asphyxie. Il faut quatre
fois plus de temps qu'avec le chloroforme pour amener
l'anesthésie, la période d'excitation est plus longue et
plus intense, les malades font des mouvements désordonnés, leur loquacité s'exerce sur les sujets les plus
secrets, et au reveil souvent elle se reproduit. La tolérance anesthésique ne s'établit pas entièrement, l'a-
bolition des mouvements volontaires et réflexes est plus
tardive et moins complète. Enfin, dans certains cas,
l'éthérisation a pu amener une bronchite intense avec
fièvre suivie de mort[1]. Le chloroforme, comme nous
le verrons, a aussi ses inconvénients ; mais sans être
plus dangereux, son action est bien plus prompte, plus
sûre et plus complète.

L'*amylène*, découvert en 1844 par M. Balard[2], a
été d'abord administré comme anesthésique par M.
Snow. Après l'avoir expérimenté sur les animaux et
ensuite sur lui-même, il l'appliqua à des opérations
de peu d'importance ; puis M. Fergusson s'en servit
pour l'ablation d'un testicule dégénéré, M. Lée pour
une amputation de cuisse, et M. Tyler Smith dans
plusieurs accouchements. En France, M. Giraldès[3]
fut le premier à expérimenter cet agent aux Enfants

[1] Lach ; thèse inaugurale. Paris, 1847.
[2] *Medical lach and Gazette,* 1857.
[3] Archives générales de médecine, 1857. — Bulletin de l'Académie de médecine, 1857.

trouvés à Paris ; ses essais furent suivis de près par ceux de MM. Debout, Tourdes, Robert et autres chirurgiens.

Pour M. Snow, l'amylène aurait plusieurs avantages sur l'éther et le chloroforme : il ne provoquerait ni toux, ni vomissements, ni céphalalgie, ni convulsions, ni malaise ; il n'amènerait pas de période d'excitation; l'anesthésie serait obtenue avec moins de léthargie et de stupeur, elle pourrait être amenée en trois ou quatre minutes chez l'adulte, et en deux minutes chez l'enfant ; il ne se manifesterait ni raideur, ni spasmes, ni étouffements comme avec le chloroforme ; le malade resterait paisible et le réveil serait presque instantané. Cependant cet agent est dangereux comme les autres anesthésiques, car M. Snow lui-même eut un cas de mort à sa cent quarante-quatrième opération.

M. Giraldès vérifia les principales assertions de M. Snow, après avoir employé l'amylène sur des enfants de un à quatorze ans. Il vit que l'amylène était respiré plus facilement et avec plus de tranquillité que le chloroforme ; que le sommeil arrivait plus vite, était plus calme, plus naturel et sans stertor. Ses malades revenaient plus promptement à l'état normal, ne souffraient pas après les inhalations, et reprenaient presque aussitôt leur gaieté. Jamais il n'eut d'accidents, quoiqu'il eût appliqué ce moyen 25 fois dans une première série d'expériences et 79 fois dans une seconde. Attendu l'extrême volatilité de l'amylène, qui bout à

40°, il faut se servir d'un appareil pour le faire inhaler. Habituellement on ne dépasse pas la dose de 8 grammes pour les enfants; M. Snow a pu en user jusqu'à 90 grammes. L'insensibilité arrive en moyenne en une à trois minutes; mais exceptionnellement elle peut ne se produire qu'après vingt minutes; elle dure peu, mais on peut l'entretenir. Dans un dixième des cas, M. Giraldès a remarqué un peu de raideur et de tension dans les membres; il est rarement survenu des vomissements.

A la suite d'expériences sur les animaux et d'observations empruntées à des services d'hôpitaux, M. Debout [1], dans un travail présenté à l'Académie de médecine, était arrivé à des conclusions favorables à cet agent. M. Robert, rapporteur d'une commission dont faisaient partie MM. Velpeau et Malgaigne pour l'examen de ce travail, expérimenta sur les animaux, et l'employa pour des opérations variées sur 44 malades des deux sexes. Trois furent réfractaires, trois autres furent pris d'un délire singulier qui dura peu; il n'y eut pas de signes d'irritation du côté des muqueuses buccale et bronchique. L'insensibilité se produisit en deux ou trois minutes, rarement au bout de six ou sept, sans période d'excitation ni résolution musculaire. Les mouvements respiratoires restèrent libres, le pouls fréquent, le réveil fut très-prompt et sans

[1] Bulletin de thérapeutique, 1857.

malaise. L'immobilité eût été de courte durée, si on n'eût fait respirer de nouvelles quantités d'amylène toutes les cinq ou six secondes. M. Robert [1] a pu donner de l'amylène à des animaux pendant une heure sans les tuer ; mais si on leur plonge la tête dans une atmosphère de cet agent sans mélange d'air, ils meurent au bout d'un quart d'heure. MM. Bonnet et Foucher [2], dans leurs expériences, ont aussi constaté que l'amylénation pouvait être continuée très-longtemps sans amener la mort des animaux, et que le sang restait toujours rutilant, même dans la période avancée de collapsus. Quelques-uns sont restés cependant sept ou huit heures dans un état d'hébétude, quand les inhalations avaient été continuées une demi-heure sans interruption.

En Belgique M. Isidore Henriett[3], à Strasbourg MM. Tourdes[4], Rigaud, Stoltz; à Montpellier M. Bouisson[5]; à Soissons M. Fournier, se servirent de cet agent avec des résultats variés, sur des enfants et des adultes, pour des opérations diverses et des accouchements. La mauvaise préparation du médicament ou son mode d'administration contribuèrent peut-être à cette diversité dans les résultats; mais le phénomène constant,

---

[1] Bulletin de l'Académie de médecine, 1857.
[2] Comptes-rendus de l'Académie des sciences, 1857.
[3] Presse médicale belge, 1856-1857.
[4] Gazette médicale de Strasbourg, 1857.
[5] Revue thérapeutique du Midi, 1857.

remarquable, indiqué par tous les expérimentateurs ,
est la fugacité des effets anesthésiques. M. Robert,
d'après ses expériences et les faits connus sur l'anesthésie par l'amylène, pense que ce corps est moins
toxique que le chloroforme et qu'on peut en conserver
l'usage pour certains cas particuliers : ce serait pour
les opérations courtes, quand on veut émousser la douleur ou l'annihiler peu de temps ; pour les cas où il
existe quelque lésion, que les vapeurs du chloroforme
pourraient augmenter par leur action irritante ; pour
les enfants, qu'il est important de nourrir vite, car il
n'amène ni nausées ni vomissements, et il pourra être
donné après le repas. Il faudrait l'exclure pour des
opérations longues et difficiles et pour celles où l'on
doit obtenir la résolution musculaire, comme les hernies et les luxations.

M. Velpeau, qui a essayé cet agent à la Charité, lui
reproche d'avoir une odeur détestable pour les malades
et les assistants , d'avoir une action peu constante et
peu sûre , de nécessiter l'emploi d'un appareil et de
produire des effets de trop courte durée. On peut ajouter à ces inconvénients ceux de n'amener qu'une résolution musculaire incomplète, de produire des vapeurs
inflammatoires, enfin d'être d'une préparation difficile
et d'un prix élevé. MM. Chassaignac et Demarquay ont
signalé à la Société de chirurgie les résultats peu avantageux que ce moyen avait eus entre leurs mains.
Comme beaucoup d'autres chirurgiens , après avoir

commencé l'anesthésie avec l'amylène, ils furent obli-
gés de la continuer avec le chloroforme. Si donc quelques succès firent espérer un instant d'avoir trouvé un
agent anesthésique aussi puissant et moins dangereux
que le chloroforme, l'importance de ce moyen se
trouve réduite à ses justes proportions, par le vote des
conclusions de M. Velpeau par l'Académie de médecine:

1° Le chloroforme produit toujours ce que peut produire l'amylène; l'inverse n'est pas toujours vrai ;

2° L'amylène peut causer la mort comme le chloroforme ;

3° Si l'on ajoute qu'il est plus difficile à manier, qu'il
exige un appareil, etc., il n'y a aucune raison d'admettre le nouvel agent pour remplacer le chloroforme.

DU CHLOROFORME.

M. Soubeiran, étudiant en 1831 l'action du chlorure de chaux sur l'alcool, obtient comme produit de
distillation une liqueur sucrée à laquelle il donne le
nom d'éther bichlorique. Vers la même époque Liébig
découvre le même corps, en traitant le chloral par un
alcali hydraté, et l'appelle bichlorure de formyle. Trois
ans plus tard, M. Dumas lui assigne pour formule
chimique C^2HCl^3, en le nommant chloroforme.

En 1844, M. Bouchardat le place parmi les antispasmodiques, après les essais qu'en avait faits à l'inté-

rieur M. Natalis Guillot. Le 8 mars 1847, M. Flourens
rend compte à l'Académie des sciences des effets anesthésiques obtenus chez les animaux, à l'aide des inhalations de chloroforme; le 10 novembre de la même
année, M. Simpson communique à la Société médico-
chirurgicale d'Édimbourg, les faits d'anesthésie obtenus à l'aide de cet agent pour des opérations légères
ou graves, ou pour des accouchements. C'est donc au
chirurgien anglais que revient l'honneur d'avoir le premier employé le chloroforme sur l'homme.

Le chloroforme est un liquide incolore, volatil, d'une
odeur éthérée de pomme reinette, d'une saveur piquante et sucrée. Sa densité est de 1 48 à 18°, celle
de sa vapeur de 4,2 ; son point d'ébullition est à 60°8.
La vapeur brûle difficilement, en donnant une couleur
verdâtre. Sa pureté est très-importante, car on a attribué des cas de mort et d'autres accidents consécutifs
à son emploi, aux substances étrangères qu'il conte-
nait. D'après MM. Mialhe et Soubeiran, la plus dangereuse serait une huile pyrogène chlorurée, d'une
odeur âcre et pénétrante. On peut aussi y trouver de
l'éther, de l'alcool, de l'eau et du chlore. S'il contient
de l'éther, une solution d'iode lui donnera une coloration rouge vineuse; si c'est du chlore, on obtiendra
un précipité blanc de chlorure d'argent avec une solution de nitrate d'argent. Pour démontrer la présence
de l'alcool, on fait un mélange à parties égales d'acide
sulfurique à 60° et d'eau distillée ; on obtient un li-

quide marquant 40° qu'on laisse refroidir. Si une goutte
de chloroforme versée sur ce liquide surnage, il contient de l'alcool ; si elle se précipite en restant trans-
parente, il ne contient pas d'eau. Quand, au moment
de l'emploi, on n'a pas le liquide précédent à sa disposition, on peut simplement en verser dans un verre
d'eau quelques gouttes, qui doivent se précipiter en
gouttelettes transparentes ; si elles prennent une teinte
opaline, blanchâtre, il y a de l'alcool ; s'il reste à la
surface du liquide des taches huileuses, il y a de l'huile
pyrogène. Enfin, si on en verse une petite quantité
dans la paume de la main, tout doit se vaporiser rapidement, en dégageant l'odeur caractéristique de pomme
reinette, en laissant une légère rougeur à la peau,
mais sans humidité. Ces caractères sont de MM. Mialhe
et Soubeiran.

L'éther et le chloroforme, quoique administrés ordinairement sous forme d'inhalations, ont aussi été es-
sayés par les voies gastrique et rectale. D'après les
expériences sur les animaux de MM. Longet, Blandin
et Bouisson, ces agents déterminent sur les muqueuses
une vive irritation et, en se vaporisant dans les organes
creux où on les injecte, une distension qui gêne les
organes voisins. M. Roux, le premier, proposa de provoquer l'anesthésie par le rectum ; MM. Pirogoff, Simonin et Marc Dupuy tentèrent les premières expériences sur les animaux et sur l'homme. En dehors
des inconvénients signalés plus haut, l'insensibilité

tarde souvent longtemps à se montrer, et n'est pas toujours complète. M. Simonin, et spécialement M. Pirogoff, qui a voulu en faire une méthode générale, ont employé les injections de vapeurs anesthésiques dans le rectum. Le chirurgien russe prétend que par ce moyen on n'affecte en rien les organes respiratoires, que la période d'excitation est moins prononcée et qu'on est exposé à moins d'accidents. Quoique cette méthode puisse peut-être s'appliquer à certains cas spéciaux, elle n'a guère été mise en pratique que par son auteur.

L'immense surface pulmonaire plus considérable que la surface externe du corps; l'excessive ténuité d'un tissu organique recouvert d'une muqueuse qui laisse absorber les substances gazeuses avec une facilité extrême par le sang, dont une masse considérable est constamment en contact avec elle; le transport rapide par ce liquide des agents anesthésiques aux centres nerveux et dans toutes les régions du corps, devaient faire préférer la voie pulmonaire à toute autre pour amener l'anesthésie.

Dans le principe, on se servait d'un simple flacon à deux tubulures contenant de l'éther, pour faire les inhalations. Peu à peu on inventa un nombre immense d'appareils ayant tous pour but de favoriser l'évaporation du liquide anesthésique, et d'en mélanger les vapeurs à une suffisante quantité d'air pour qu'il ne survienne pas d'accidents. Beaucoup de chirurgiens se contentèrent cependant d'en verser quelques gouttes sur une éponge creuse, un mouchoir, une compresse pliée en cornet, les effets obtenus étant tout aussi satisfaisants. On a cherché, à l'aide de quelques appareils mécaniques, à doser les quantités de vapeurs inhalées par les malades; les principales tentatives ont été faites dans ce sens par MM. Bouisson, Maissiat, et dans ces derniers temps par M. Duroy.

Si on peut parvenir à apprécier les quantités de vapeurs fournies dans un temps donné par un appareil, déterminer mathématiquement leur mélange avec l'air, il est impossible de pouvoir faire une application exacte de ces données à des malades dont la capacité pulmonaire est très-variable, aussi bien que la puissance d'absorption et le mode des inspirations. Le dosage ne peut donc être mathématique, et ne doit se baser que sur les effets obtenus. Toutefois, d'après des expériences de M. Snow sur de petits animaux, quand on mélange 3 ou 4 pour 100 de vapeurs à l'air, la circulation et la respiration s'arrêtent au bout d'un quart d'heure. Quand la dose est portée à 8 pour 100, les accidents sont très-rapides. M. Follin[1], qui a répété ces expériences, en a vérifié l'exactitude; en conséquence, ces deux expérimentateurs concluent qu'il ne faudrait jamais dépasser ce maximum. C'est en vue des dangers possibles par excès de chloroforme, que M. Devergie[2] avait proposé à l'Académie de médecine

[1] Archives générales de médecine, 1855.
[2] Bulletin de l'Académie de médecine, 1857.

l'adoption des appareils pour garantir la responsabilité médicale. La plupart des chirurgiens qui prirent
part à la discussion repoussèrent les appareils mécaniques. MM. Guérin, Robert et Devergie s'en déclarè-
rent seuls partisans, s'appuyant sur ce que dans la
plupart des cas de mort observés après l'emploi du
chloroforme, et spécialement dans quarante-sept cas
rassemblés par M. Chassaignac, on ne s'était pas servi
d'appareils ; sur ce que par les procédés simples, des
médecins inexpérimentés pouvaient donner d'emblée
une trop forte dose d'anesthésique. MM. Velpeau,
Cazeaux, Huguier, Larrey, Gibert, Jobert, Ricord,
Cloquet, repoussèrent au contraire les appareils, qui
auraient l'inconvénient de masquer l'expression de la
face, de se déranger souvent, et de pouvoir amener
l'asphyxie ou nuire à l'anesthésie. Pour M. Larrey, les
appareils provoquent davantage la toux, les malades
se prêtent mal à leur application, enfin ce sont des
moyens de concentration des vapeurs plutôt capables
d'amener les morts rapides que de les prévenir. Du
reste, au point de vue de la responsabilité, il pense que
l'opérateur n'est justiciable que de son savoir et de sa
conscience. Le 28 juillet 1857, l'Académie jugea la
question des appareils en votant, sur l'initiative de
M. Devergie, la proposition suivante, bien différente
de celle proposée d'abord par ce médecin : « *Dans*
» *l'état actuel de la science, on peut se servir ou non*
» *d'appareils ; le moyen d'éthérisation peut être livré au*
» *choix du médecin ou du chirurgien.* »

Il est bien peu de praticiens qui se servent aujour-
d'hui des appareils; le préférable, à notre avis, est
celui de M. Charrière modifié par M. Robert, avec un
embout qui recouvre à la fois le nez et la bouche. Nous
pensons que la respiration par le nez doit toujours se
faire librement, car pendant l'anesthésie il y a quelquefois un véritable trismus, et si le nez est obturé par une
pince il pourrait survenir des accidents d'asphyxie.
MM. Robert et Guersant se servent habituellement
de l'appareil Charrière. Ce procédé est plus commode
chez les enfants, qui se révoltent et peuvent plus facilement échapper à l'action d'un moyen plus simple.
Très-fréquemment nous avons vu M. Guersant appliquer d'emblée, sans hésitation, cet appareil chez des
enfants de trois à quatorze ans, et déterminer une anesthésie rapide sans qu'il survînt jamais aucun accident.
En Orient, nous nous servions toujours du procédé
préconisé par notre maître, M. le baron Larrey : une
simple compresse roulée en cornet, au fond de laquelle
on mettait un peu de charpie pour servir de surface
d'évaporation, était appliquée sur le nez et la bouche
des malades. Ce moyen est le plus commode avec un
peu d'attention. La charpie a quelquefois l'inconvénient
de tomber sur les lèvres ou les narines, attirée dans
les fortes aspirations; la compresse peut aussi, quand
on n'y prend pas garde, s'affaisser sur elle-même et
nuire au mélange de l'air.

Le cornet en carton, employé dans quelques hôpitaux

de Constantinople, s'applique plus commodément, à
cause de l'inflexibilité de ses parois; mais leur imper-
méabilité n'empêche-t-elle pas l'air d'arriver aussi facilement? Ne pourrait-on pas soutenir la compresse en
cornet par une carcasse métallique, et remplacer la
charpie par une rondelle perforée en tissu villeux pour
servir de surface d'évaporation? Une grosse éponge
concave est aussi un très-bon moyen. Le mouchoir ,
la simple compresse contenant un peu de charpie, de-
mandent des précautions pour ne pas les laisser s'appliquer trop hermétiquement sur les ouvertures buccale
et nasale, et, de plus, ils cachent par trop le visage du
malade.

Le chloroforme détermine habituellement l'insensibilité quatre fois plus vite que l'éther, rarement on doit
en employer plus de 100 gouttes; la période d'excitation, si intense avec l'éther, existe beaucoup moins
avec le chloroforme, qui est constamment préféré par
les malades. Souvent l'anesthésie est obtenue en deux
ou trois minutes. Cette action, plus rapide, plus énergique, plus agréable et plus durable du chloroforme,
tant vanté par M. Simpson, fut reconnue dès le début
par MM. Roux et Velpeau. Les professeurs Bouisson
et Sédillot, tout en adoptant son usage, lui préférèrent
l'éther pour certains cas, le croyant moins dangereux.
Aujourd'hui, bien peu de chirurgiens admettent cette
préférence.

Lorsqu'on administre le chloroforme à un individu,

les premiers effets s'en font ressentir sur les sens: une odeur suave *sui generis*, une saveur douceâtre et piquante, parfois quelques picotements à la gorge , un peu de toux si les vapeurs sont inspirées en trop grande abondance , puis des éblouissements, des tintements d'oreille. A mesure que les vapeurs sont absorbées en plus grande quantité, arrive une tendance invincible au rire, à la loquacité et aux mouvements ; l'individu chloroformé se sent plus léger et comme transporté vers des régions infinies, la langue embarrassée amène le bégaiement, les mouvements diminuent et les membres tombent dans la résolution. La circulation et la respiration, qui s'étaient accélérées, diminuent; toutes les fonctions de relation sont supprimées, le malade ne vit plus que d'une vie végétative. Ces diverses périodes se succèdent très-rapidement avec le chloroforme, elles sont beaucoup plus distinctes avec l'éther.

Les propriétés stupéfiantes de cet agent sont en raison directe de l'activité des fonctions de respiration et de circulation , fait déjà démontré par les expériences de MM. Forget et Duroy [1] et remis en lumière par M. Ludger Lallemand. Ainsi, il faut de 3 à 6 grammes de chloroforme pour anesthésier des ophidiens en trente ou quarante minutes, tandis qu'il n'en faut que quelques gouttes pour obtenir en trois ou quatre minutes les mêmes effets sur de petits oiseaux, chez lesquels

[1] Gazette des hôpitaux, 1853.

ces fonctions sont bien plus actives. Probablement qu'il faut attribuer à la même cause la facilité avec laquelle on obtient l'anesthésie chez les enfants.

La marche des phénomènes anesthésiques a été diversement divisée par les chirurgiens et les physiologistes. MM. Jobert et Blandin, prenant pour base la sensibilité, admettent trois périodes : d'abord exaltation de la sensibilité et des phénomènes psychologiques qui sont sous sa dépendance ; puis affaiblissement de la sensibilité et des perceptions intellectuelles; enfin abolissement complet de cette fonction. MM. Longet[1] et Flourens supposent que les inhalations détruisent successivement et progressivement l'action des centres nerveux. D'abord les lobes cérébraux et le cervelet cesseraient de percevoir les sensations, puis la protubérance annulaire, la moelle épinière et en dernier lieu le bulbe. La protubérance percevant les impressions douloureuses, il suffirait, d'après M. Longet, d'abolir son action ; si on arrivait à la quatrième période, la vie serait en danger, car les mouvements respiratoires et circulatoires sont sous la dépendance du bulbe, et sa paralysie entraînerait la mort. M. Bouisson[2], conciliant les données de l'observation physiologique avec les avantages d'une distribution méthodique des phénomènes anesthésiques, adopte une classification qui,

[1] Archives générales de médecine, 1847.
[2] Ouvrage cité.

en rendant parfaitement compte des effets produits,
guide le chirurgien. Il admet deux périodes : l'une
d'éthérisme animal, l'autre d'éthérisme organique. La
première comprend trois temps : excitation générale,
suppression de la sensibilité et de l'intelligence, abolition des mouvements volontaires et réflexes. La seconde se compose également de trois temps : abaissement de la chaleur animale, extinction des mouvements
respiratoires et de l'hématose, paralysie du cœur. Il
est impossible de résumer plus exactement l'enchaîne-
men des effets de l'anesthésie sur l'organisme. La
première période est la véritable période chirurgicale;
quand on la dépasse et que la seconde commence, on
expose le malade à des accidents graves. Par des inhalations successives et ménagées, on produit ces divers
phénomènes, mais on arrive à provoquer d'emblée la
seconde période par de fortes doses anesthésiques.
Ces effets ont été bien étudiés par M. Ludger Lallemand[1]
par des expériences sur les animaux, et consignés dans
son remarquable rapport à la Société médicale d'ému-
lation.

Des théories nombreuses ont été émises relativement au mode d'action intime des anesthésiques. Les
uns ont vu dans l'anesthésie provoquée quelque chose
d'analogue à l'ivresse alcoolique. On ne peut nier qu'il
n'y ait, en effet, des particularités identiques ; mais

[1] Union médicale, 1857.

6

les anesthésiques agissent beaucoup plus rapidement
et cessent leur action plus vite. L'ordre n'est plus le
même dans les phénomènes produits : dans l'ivresse,
les mouvements sont altérés avant la sensibilité ; c'est
le contraire pour l'anesthésie. La comparaison avec le
narcotisme n'est pas plus exacte, car il se produit des
phénomènes particuliers qui n'existent jamais avec le
chloroforme. Un certain nombre de médecins ont
attribué cette action à l'asphyxie. MM. Amussat,
Molays, Hossard, etc., à la suite d'expériences sur les
animaux, ayant vu le sang devenir noir après l'emploi des inhalations, avaient cru pouvoir en tirer cette
conclusion. Mais, de l'avis de presque tous les chirurgiens, le sang ne devient noir que tout à fait exceptionnellement, quand l'anesthésie est poussée trop loin
ou qu'il y a une cause quelconque qui nuit à la respiration. MM. Boutigny, Robin, Mialhe et Jeannel ont
proposé des théories dans lesquelles l'oxygène se com-
binerait aux vapeurs anesthésiques, ou ne pourrait
plus, en leur présence, revivifier le sang, ce qui
amènerait également l'asphyxie. On sait, en effet, que
l'asphyxie atténue la sensibilité, parfois même sans
qu'il y ait perte de connaissance. M. Bouchut [1] vient
de rappeler dernièrement cette particularité pour les
enfants arrivés à la dernière période du croup, qui
peuvent subir la trachéotomie sans douleur ; M. De-

---

[1] Comptes-rendus de l'Académie des sciences, 1858.

marquay [1] a fait des observations analogues pour les adultes.

On croit généralement que l'action intime du chloroforme est due à une intoxication particulière. M. Ludger Lallemand, d'après ces expériences, pense que ce corps a une affinité élective spéciale pour les centres nerveux, dans la substance desquels il s'accumule pendant l'inhalation, et se retrouve, après la mort, en proportion beaucoup plus considérable que dans les autres organes. N'est-il pas rationnel d'admettre un effet primitif, inconnu dans son essence, sur les centres nerveux, par l'intermédiaire du sang, qui se charge, dans les poumons, des vapeurs anesthésiques pour aller les porter dans toutes les parties de l'organisme?

Les accidents qui peuvent survenir pendant l'anesthésie sont légers ou graves. Parmi les premiers, sont : la toux, les vomissements, la congestion cérébrale, les spasmes partiels ou généraux, l'exagération de la période d'excitation. M. Richet a vu survenir tout à coup, chez un jeune homme, pendant le coma, après trois minutes d'inhalation, une éruption de taches violacées semblables au purpura hemorrhagica, qui disparurent après l'éthérisation.

Parmi les accidents graves pouvant amener la mort, les chirurgiens ont signalé la syncope, l'asphyxie et

[1] Bulletin de la Société de chirurgie, 1858.

la sidération. Dans des cas exceptionnels il est survenu
des accidents consécutivement à l'anesthésie, ce sont :
la stupeur, les vomissements, la céphalalgie, un frisson
particulier que M. Chassaignac a appelé frisson anesthésique.

La toux est généralement peu intense , bien moins
avec le chloroforme qu'avec l'éther. Elle peut être
gênante quand le chloroforme est impur, ou qu'on en
donne de suite de trop fortes doses. Chez les sujets
très-nerveux ou à poitrine délicate, elle pourra aussi
se montrer plus vive ; en habituant progressivement
les bronches au contact des vapeurs, il sera rare qu'on
ne puisse la faire disparaître.

Les vomissements peuvent être provoqués par la
toux quand elle est exagérée, ou plus souvent par l'action spéciale du chloroforme. Cet accident se présente
surtout quand l'estomac contient quelque aliment. Le
meilleur moyen de le prévenir est d'administrer toujours
le chloroforme à jeun et de recommander au malade
de s'abstenir de prendre la moindre quantité d'aliments
ou même de boisson le matin de l'opération. Il n'est
pas rare que le goût douceâtre du chloroforme soit
une cause active de vomissements ; ne serait-il pas
possible d'aromatiser ce liquide avec quelques gouttes
d'essence au goût des malades, pour rendre ainsi les
inhalations plus agréables et plus supportables? Du

reste, les vomissements et le danger de voir passer quelques portions de matières vomies dans la trachée sont
plus rares qu'on ne le croit. Nous avons vu souvent
des blessés qui venaient de prendre des aliments, ne
pas avoir de vomissements pendant l'anesthésie, et
d'autres chez lesquels cet accident n'amenait aucune
suite sérieuse. Il y aurait des inconvénients plus graves
si les vomissements survenaient pendant le trismus,
comme l'a observé M. Krust[1].

La congestion encéphalique n'a jamais paru avoir
une grande gravité. Elle se produit surtout chez les
individus sanguins ou réfractaires à l'action du chloroforme. Il nous a semblé que les sujets auxquels
on faisait respirer trop rapidement le chloroforme, y
étaient plus exposés que les autres. Peut-être le meilleur moyen de l'éviter serait-il de graduer les inhalations, de les donner à intervalles plus éloignés, quand
le facies est rouge et les yeux injectés. Quand la tolérance est établie franchement, les signes de congestion qui pouvaient exister d'abord, ne reparaissent
plus.

*Des attaques d'hystérie, de catalepsie, d'épilepsie,
des spasmes tétaniques*, ont pu avoir pour point de
départ les inhalations anesthésiques, qui ont agi ici

[1] Thèse inaugurale. Strasbourg, 1847.

comme toute autre cause générale, soit par l'impression
morale, soit par l'odeur, soit par leur action spéciale.
C'est surtout chez les femmes, les enfants, les sujets
à système nerveux très-irritable, que ces accidents se
présentent. Habituellement on ne doit pas se laisser
épouvanter par ces convulsions, à moins qu'il n'y ait
des troubles graves vers la respiration ou la circulation. Le meilleur remède à leur opposer est de continuer l'inhalation, et, quand la tolérance est établie,
d'augmenter les doses de chloroforme. On voit souvent
alors la résolution arriver tout d'un coup et ces phénomènes se calmer comme par enchantement. Pour
les spasmes partiels, comme ceux de la bouche, de la
glotte, des mâchoires, qui sont rares, on suspendrait
momentanément les inhalations pour les reprendre
ensuite avec prudence.

L'exagération de la période d'excitation amenant
des mouvements désordonnés, la loquacité, se présente
spécialement chez les individus qui ont l'habitude des
alcooliques. Les sujets très-fortement musclés nous
ont semblé aussi offrir cette complication plus fréquemment que d'autres. Chez nos soldats blessés qui
la présentaient quelquefois, après avoir habitué l'organisme au chloroforme par des inhalations progressives, on éteignait ces phénomènes d'excitation presque
instantanément, par une plus grande quantité de vapeurs. Aussitôt que le corps et les membres, tendus

d'abord comme un ressort, tombaient dans la résolution, on s'empressait de retirer le chloroforme, pour
ne le donner que quand quelques mouvements repa-
raissaient, à petites doses intermittentes.

Les accidents sérieux de l'anesthésie pouvant amener
la mort sont très-rares aujourd'hui, depuis que l'expérience a appris à l'administrer convenablement. Le
chloroforme a été trop calomnié, car les accidents
sont bien peu nombreux malgré le nombre immense
d'opérations qui sont pratiquées sous son influence.
M. Velpeau déclarait à l'Académie de médecine, le
12 mai 1857, qu'il avait employé le chloroforme près
de six mille fois depuis dix ans, sur des personnes
d'âges et de sexes différents, sans qu'il eût à déplorer
un seul accident sérieux ; dans une circonstance semblable, M. Huguier disait n'avoir jamais eu de malheur
sur deux mille opérés ; dans une note remise en 1857
à l'Académie des sciences, M. Mounier expose qu'après
avoir employé le chloroforme des milliers de fois à
l'hôpital de Dolma-Bagtché, sur des blessés de l'Alma
et d'Inkermann, pour des opérations graves ou légères,
il n'a jamais vu survenir de phénomènes fâcheux.
M. Salleron[1] n'a pas constaté non plus d'accidents par
le fait direct du chloroforme, à la suite d'un grand
nombre d'opérations graves, quoiqu'il dût agir sur
des sujets fortement épuisés par les fatigues et les

[1] Mémoires de médecine et de chirurgie militaires, 1858, n° 22.

privations, énervés par des douleurs vives et prolongées, prostrés par un voyage sur mer de trois ou
quatre jours.

En Crimée, où le chloroforme était employé sur une
large échelle, ordinairement sur des blessés atteints
de lésions si graves qu'elles sont regardées par la majorité des chirurgiens comme une contre-indication à
l'emploi du chloroforme, jamais nous n'avons entendu
parler d'accidents provoqués par cet agent. Sur des
centaines d'opérations, parmi lesquelles se trouvaient
des amputations de deux membres que nous avons vu
pratiquer ou pratiquées nous-même, nous n'avons vu
mourir qu'un blessé pendant l'administration du chloroforme. C'était un officier qui avait eu l'épaule gauche
fracassée par un éclat de bombe ; le bras ne tenait plus
au tronc qu'en arrière par un lambeau irrégulier ; la
clavicule et la partie externe de l'omoplate avaient été
broyées; le malade était sous l'influence du chloroforme
depuis sept ou huit minutes; on cherchait à extraire
les esquilles après avoir enlevé le bras, lorsqu'on sentit
un corps étranger logé entre le thorax et l'omoplate.
C'était un énorme éclat de bombe qui fut retiré avec
assez de peine, les muscles paraissant contracturés sur
lui. Au moment où le chef d'ambulance, M. Blanvillain,
terminait cette extraction, le malade pâlit, s'affaissa
sur lui-même, le pouls et la respiration cessèrent:
il était mort. Pour nous, le chloroforme ne peut être
accusé ici. La lésion par elle-même peut expliquer

la mort subite. Il est probable que le thorax avait
été ouvert, et qu'en enlevant le fragment de fer qui
fermait l'ouverture, une masse d'air arrivant brusquement dans la plèvre, aura pu arrêter subitement la
respiration, chez un sujet déjà sidéré.

Deux cas de mort rapportés par M. Guillou[1] sur
des blessés atteints très-grièvement, n'ont pas une valeur plus considérable. D'après M. Baudens[2], le chloroforme aurait été employé en Crimée sur plus de
vingt-cinq mille malades, et d'après le médecin en chef
de l'armée, M. Scrive, il n'aurait jamais amené d'accidents. De tels faits parlent plus haut que la critique.
Il restait au chloroforme à faire ses preuves sur le
champ de bataille, son triomphe a été complet.

Du 10 novembre 1847 à l'année 1853, on ne
comptait en Angleterre, en France, en Italie, en Allemagne, en Amérique, aux Indes, que 31 cas de mort
provoqués par l'anesthésie: 25 par le chloroforme et 6
par l'éther. En 1855, ce nombre avait atteint le chiffre de 50. Malgré cela, quoique l'anesthésie prenne
de plus en plus d'extension, elle provoque de moins
en moins d'accidents, et encore doivent-ils être souvent
attribués à toute autre cause qu'à l'agent employé. Si,
dans le début des inhalations anesthésiques, on eût
noté les diverses conditions dans lesquelles le chlo-

[1] Thèse inaugurale. Montpellier, 1857.
[2] Comptes-rendus de l'Académie des sciences, 1857.

roforme avait été administré quand il est survenu des accidents, n'est-il pas probable que l'on reconnaîtrait que diverses précautions ou contre-indications, qui sont connues aujourd'hui, ont été négligées ? Aussi la Société de chirurgie, à la suite d'une discussion à ce sujet, vota-t-elle les conclusions suivantes : 1º l'inhalation de chloroforme peut déterminer des accidents graves, la mort, lors même qu'il est pur et administré par des mains habiles; mais les cas avérés de ce genre sont fort rares et tout à fait exceptionnels, si on les compare aux observations innombrables qui constatent les bienfaits de l'anesthésie ; 2º L'examen attentif des observations a démontré que lorsque la mort survient, elle ne doit pas toujours être attribuée au chloroforme exclusivement et peut dépendre d'autres causes très-diverses.

On ne peut donc nier que dans certains cas, la mort ne soit due uniquement à l'influence du chloroforme ; mais il faut dire que le plus souvent c'est parce qu'il est mal administré.

Les opinions des chirurgiens se sont divisées pour savoir quel était le mécanisme le plus fréquent par lequel la mort survenait. Les uns, comme MM. Devergie, Malgaigne, Amussat, etc., l'ont attribué à l'asphyxie; d'autres, comme MM. Bouisson, Sédillot, Larrey, Denonvilliers, Stanski, Gosselin, etc., à la syncope ; enfin, quelques-uns, parmi lesquels MM. Guérin, Robert, etc., à la sidération. Presque tous, du reste,

reconnaissent que ces divers genres de mort peuvent
se présenter. Nous croyons aussi à la possibilité de
ces divers mécanismes. La syncope, préparée par l'émotion morale, a pu être déterminée et entretenue par
les inhalations, au point d'amener la mort ; l'asphyxie
a pu survenir parfois à la suite d'obstacles matériels
à la respiration, qui auront été méconnus, comme le
spasme de la glotte, des mucosités bronchiques, etc. ;
ou plus souvent encore quand, après une anesthésie
avancée, la respiration se trouve tellement ralentie, que
l'hématose est insuffisante. Enfin, dans quelques cas
d'anesthésie prolongée, il y a sidération des forces nerveuses par l'action toxique du chloroforme.

Les malades qui doivent subir des opérations sont
disposés à la *syncope* ; la voix s'affaiblit, le pouls
devient irrégulier, la face pâlit, il y a défaillance ; si
à ce moment on donne le chloroforme, la syncope peut
se produire, et les inhalations venant encore affaiblir
l'action du système nerveux, la mort peut arriver. L'ap-
préhension du chloroforme, dont les dangers ont été
exagérés aux yeux des malades, a pu être aussi bien
que d'autres causes morales l'occasion d'une syncope.
M. Larrey [1] a montré les dangers de cette influence
morale qui, n'existant pas chez les enfants, les expose
bien moins que les adultes à la syncope. Sur trente-
quatre cas de mort, M. Stanski [2] a fait remarquer que

[1] Bulletin de la Société de chirurgie, 1853.
[2] Bulletin de la Société de chirurgie, 1853,

dix-neuf avaient eu lieu dans la position assise, qui est éminemment propre à favoriser la syncope. Dans treize autres cas la position n'est pas indiquée, mais la nature de l'opération semble montrer qu'elle devait être assise. Enfin, un argument de plus en faveur de la syncope, c'est que presque constamment c'est au début de l'opération que la mort est arrivée, avant que le malade ait eu le temps d'absorber de fortes quantités de chloroforme ayant pu amener des accidents par leur seule influence, s'il n'y avait pas eu déjà un affaiblissement des forces vitales. La Société de chirurgie a été presque unanime à rapporter les morts à un double mécanisme, asphyxie et syncope, mais surtout à ce dernier, l'asphyxie paraissant dépendre de circonstances étrangères à l'action spécifique du chloroforme. Comme dans quelques cas, tels que ceux de MM. Valet (d'Orléans), Valette (de Lyon) et d'après ses observations propres, M. Bieckersteht [1] a constaté que les accidents se sont montrés juste au moment où l'acte chirurgical commençait, ce chirurgien en a conclu que la syncope était produite habituellement par le choc de l'opération sur le système nerveux, qui par action réflexe paralyserait le cœur. Des médecins ont admis que la syncope pouvait se produire encore alors que le malade n'avait plus son intelligence. Le chloroforme aurait une puissance débilitante sur le cœur,

[1] *Monthly Journal*, 1853.

dont il pourrait paralyser les mouvements. Les expériences de M. Gosselin [1] sur ce point nous paraissent
peu probantes. Peut-on assimiler l'action du sang
chargé de vapeurs anesthésiques dans les poumons, à
celle du sang auquel on mélange du chloroforme liquide
par une injection dans les veines ? Il nous semble que
dans ce cas le chloroforme, arrivant des vaisseaux dans
les cavités du cœur, doit se vaporiser d'autant mieux
qu'il prend la température du sang, et que la tension
de sa vapeur doit nuire singulièrement aux contractions
de cet organe. Ne serait-ce pas une action mécanique
que le chloroforme exercerait ici et non une action
toxique ? Sans admettre une influence aussi grande
que celle qu'on lui a accordée, à l'action hyposthénisante du chloroforme sur le cœur, nous comprenons
cependant que par une perte de sang considérable ou
une autre cause inconnue, il puisse survenir une syncope pendant l'anesthésie, et qu'elle présente des caractères bien plus graves, alors que le système nerveux
n'a plus une force de résistance suffisante pour y remédier. Mais nous croyons que les cas de mort survenus
dans ces conditions ont dû être rares, et que le plus
souvent la syncope a lieu au début, provoquée surtout
par l'influence morale. Dans les expériences sur les
animaux, jamais on ne voit la mort survenir dès le
début des inhalations.

[1] Archives générales de médecine, tom. XVIII, 4° série.

La mort par *sidération* a été comprise par les chirurgiens de façons très-différentes. Nous pensons que ce genre de mort devrait plutôt être appelé par intoxication. MM. Bouisson et Ludger Lallemand croient qu'au lieu d'être la mort brusque, instantanée, que nous attribuons à la syncope ou à l'asphyxie primitive, c'est la mort survenant lentement par suite de l'action prolongée du chloroforme. C'est l'abolition des fonctions des centres nerveux, perdant successivement leurs propriétés vitales sous l'action des vapeurs de chloroforme qui viennent s'accumuler dans la masse cérébro-rachidienne. Pour M. Robert, le caractère distinctif de la sidération est l'instantanéité des accidents et l'absence de tout phénomène précurseur. Pour M. Guérin, c'est l'anéantissement brusque des fonctions du système nerveux. Pour expliquer ce genre de mort on a encore produit l'hypothèse qu'il se formait peut-être des corps nouveaux pendant l'anesthésie, comme du chlorure de carbone, par un de ces dédoublements très-vénéneux que peuvent donner les composés de chlore, sous des influences encore mal définies dans l'organisme.

L'asphyxie, d'après M. Maisonneuve[1], pourrait être observée au début quand le malade, se pressant de faire de larges inspirations, l'air ne se trouve plus mélangé en assez grande quantité aux vapeurs anes-

[1] Bulletin de la Société de chirurgie, 1853.

thésiques; ou bien quand, dans la période d'excitation, après un spasme prolongé de la glotte, il fait une large inspiration. MM. Bouisson et Demarquay ont signalé les dangers de l'asphyxie quand il s'accumule des sé- crétions muqueuses en grande quantité dans les bron- ches, et qu'elles ne sont pas expectorées. Pour M. Ro- bert, l'asphyxie surviendrait habituellement d'une façon lente, quand, les inhalations étant trop prolon- gées, les mouvements respiratoires s'affaiblissent peu à peu. M. Devergie [1] admet ces deux modes d'asphyxie, et il croit de plus, comme M. Bouisson, que, dans certains cas, quand le malade fait des inspirations brusques, inspire le chloroforme à pleine poitrine, le tissu pulmonaire et les nerfs pneumogastriques peuvent être immédiatement frappés de stupeur, et la mort être instantanée. C'est pour éviter l'influence de ces causes qu'il proposait l'adoption des appareils. Dans deux autopsies, il aurait constaté les signes de l'asphyxie. M. Malgaigne dit aussi avoir trouvé dans les poumons des plaques noires. Cependant, dans 11 cas de M. Ro- bert, on ne trouve aucun des signes de cette lésion, et M. Lallemand, sur les animaux qu'il a empoisonnés, soit par des inhalations graduées, soit par des inha- lations brusques, a également toujours trouvé des signes négatifs sous ce rapport. Ce genre de mort doit donc être assez rare. M. Velpeau a remarqué quelquefois que les malades, sans s'en rendre compte, retiennent leur respiration, et peuvent ainsi amener des signes d'asphyxie ; mais il pense qu'avec les précautions nécessaires, on évitera toujours cette cause de mort. Se basant sur ce que la mort est ordinairement très rapide, M. Cazeaux ne croit pas qu'on puisse en accuser l'asphyxie.

Quand la résolution musculaire a eu lieu, il peut arriver que la respiration ne se fasse plus que par le diaphragme, et que la moindre gêne dans les mouvements de ce muscle puisse amener la mort par asphyxie. M. Giraudet [1] admet comme possible que la pression faite par les mains d'un aide, les habits, un corset, aient pu produire ce résultat. Un autre mode d'asphyxie a été indiqué par M. Ancelon [2]. Dans sept observations, ce médecin eût perdu ses malades s'il ne les eût fait vomir. Quand l'estomac contient des aliments et qu'on donne le chloroforme, l'épigastre se distend, le ventre se ballonne ; il y aurait asphyxie comme chez les animaux météorisés, ou l'état syncopal des indigestions graves, désigné sous le nom d'apoplexie gastrique.

On peut voir, d'après toutes ces opinions, que l'asphyxie peut être primitive ou consécutive. Les expériences de MM. Renault, Gruby, Longet, Sandras,

[1] Comptes-rendus de l'Académie des sciences, 1854.
[2] Comptes-rendus de l'Académie des sciences, 1853.

Girardin, Dufay, prouvent que le défaut de revivification du sang dépend du procédé d'inhalations employé,
et que, par conséquent, l'asphyxie n'est pas un phénomène normal, comme le pensent MM. Amussat, Boutigny, Robin, Jeannel. On évitera l'asphyxie primitive
par des inhalations graduées, et l'asphyxie consécutive
par des inhalations intermittentes. Il est clair qu'il
faudra aussi remédier aux accidents qui agissent mé-
caniquement et que nous avons signalés.

Mais, quelles que soient les différences offertes par
les phénomènes qui précèdent la mort, il en est plusieurs qui sont toujours les mêmes et d'après lesquels
on pourra se guider pour éviter la syncope et l'asphyxie
consécutives et l'intoxication. Ce sont : 1° l'affaiblissement des mouvements respiratoires, la diminution
de leur fréquence et leur cessation complète ; 2° la
disparition du pouls et la cessation des mouvements du
cœur à l'auscultation, quelques minutes après le dernier mouvement respiratoire : *cor ultimum moriens*
(Haller) ; 3° la dilatation très-considérable de la pupille, qui succède à sa violente constriction et qui
s'opère au moment où se font entendre les derniers
battements du cœur : *la pupille est la fenêtre de l'âme*
(Guéroult). Cette constriction violente de la pupille et
la dilatation qui lui succède dans l'agonie est un fait
constant. M. Bouchut [1] l'a surtout observé dans les

[1] Traité des signes de la mort, 1849.

agonies de courte durée, l'asphyxie, la décapitation et les empoisonnements. C'est un fait dont on doit se servir dans les morts subites par les anesthésiques. Habituellement, la pupille est toujours dilatée; quand donc elle se resserrera violemment, c'est que le malade sera en danger de mort, et on devra immédiatement lui porter secours. Seulement il faut surveiller le malade, car la constriction ne dure qu'un instant, et elle pourrait échapper à l'observation, la dilatation lui succédant. M. Chassaignac est peut-être le chirurgien de Paris qui applique le chloroforme avec le plus de hardiesse. N'est-il pas probable que les malades sur lesquels il a observé cette constriction de la pupille étaient près de la fin de la période organique, d'autant plus qu'ils subissaient des opérations sur les yeux, pour lesquelles on porte très-loin l'anesthésie ?

Plusieurs moyens ont été proposés pour prévenir la syncope ou pour y remédier quand elle est survenue. Pour nous, l'influence morale étant une de ses causes les plus fréquentes, nous pensons qu'il est utile d'habituer de longue main les malades à l'idée de l'opération et de l'inhalation ; de leur présenter l'anesthésie comme un bienfait dont ils n'ont rien à redouter, et tout à gagner sous le rapport de la suppression de la douleur et des suites de l'opération. Peut-être qu'en aromatisant le chloroforme, en déguisant son odeur spéciale et son goût douceâtre, on pourrait aussi éviter une cause de syncope ? Ne pourrait-on pas, quand on a affaire à

des sujets pusillanimes chez lesquels on redoute beaucoup cette cause de danger, essayer d'administrer le
chloroforme pendant le sommeil? Une fois le consente-
ment du malade obtenu, aussi bien pour l'anesthésie
que pour l'opération, le concours de la volonté et de
l'intelligence devenant inutile, qui empêcherait de profiter du moment où ces facultés sont momentanément
suspendues, pour continuer cette suspension par les
inhalations ? On éviterait ainsi toutes les angoisses des
préparatifs. Pourquoi y aurait il plus de danger à donner
le chloroforme pendant le sommeil qu'à tout autre moment? M. Bouisson a cru, dans une expérience sur un
chien, avoir augmenté le sommeil sans éveiller l'animal.
Certes, si cette administration pouvait avoir lieu sans
éveiller les malades, elle pourrait bien devenir la règle
habituelle.

Bichat avait exagéré surtout la part de la circulation au détriment de l'innervation. Il pensait que les
affections vives de l'âme retentissaient d'abord sur le
cœur, et que le cerveau n'était affecté que secondai-
rement. Les physiologistes modernes pensent, au contraire, que le cerveau est affecté le premier quand les
mouvements du cœur cessent brusquement ; c'est en
vertu d'une action réflexe que les sensations douloureuses s'expriment vers le cœur, qui est une espèce
de centre où aboutissent d'une manière indirecte certaines impressions. Quand on voudra remédier à la
syncope, on devra donc chercher à agir sur le cerveau.

L'excitant naturel de cet organe étant le sang, on devra
en favoriser l'accès par tous les moyens possibles.
Quand donc la circulation sera considérablement ralentie, on devra tenter de faire arriver le sang méca-
niquement vers le cerveau, en mettant le malade la tête
en bas, comme l'ont indiqué MM. Marshall-Hall et
Piorry à la suite de leurs expériences. Ce dernier engage même, pour avoir de plus grandes chances de
réussite, de tenir les quatre membres élevés et la tête
en bas. C'est dans le même but que M. Bouisson recommande la ligature des membres, les frictions des
extrémités vers le centre, et d'éviter avec grand soin
les pertes de sang. M. Mercier avait même conseillé la
compression de l'aorte.

Du reste, le sang n'a pas seulement d'action sur les
centres nerveux par sa quantité, il agit aussi et surtout
par sa qualité. Quand il est chargé de vapeurs de
chloroforme, que les mouvements respiratoires ayant
diminué, il se joint à l'action spéciale de l'anesthésie
un commencement d'asphyxie, on doit par tous les
moyens possibles chercher à rendre à la masse sanguine ses propriétés vivifiantes. On sait que le chloroforme est habituellement rejeté très-rapidement de
l'économie à la surface pulmonaire, qui est la voie
normale d'élimination, la surface cutanée n'y prenant
qu'une part très-restreinte. Il faudra donc favoriser
la respiration. La *respiration artificielle* se fait bien
par des pressions méthodiques alternatives, exercées

par les mains d'un aide sur la poitrine et l'abdomen ;
c'est à elle que M. Denonvilliers donne la préférence.
M. Duchenne [1] (de Boulogne) préfère l'obtenir par la
faradisation des nerfs phréniques. Le meilleur et le
plus sûr moyen dans la pratique consiste à se servir
d'excitateurs à large surface, d'éponges enfoncées dans
des cylindres métalliques, que l'on pose sur les côtés
du cou, au-devant du scalène antérieur, et l'on fait
passer le courant d'induction ; les côtes inférieures
s'écartent, les parois abdominales se soulèvent, pendant
que l'air entre avec bruit dans les poumons. Après
une ou deux secondes, on interrompt le courant, et
aussitôt la poitrine et l'abdomen s'affaissent. Un aide
complète l'expiration par des pressions sur la poitrine
et l'abdomen. Par ce procédé, on excite à la fois avec
le nerf phrénique les plexus cervical et brachial et la
branche externe du spinal. Il en résulte un plus grand
mouvement de la poitrine pour l'élévation des épaules,
qui ne fait que favoriser la respiration artificielle.
L'excitation électrique des nerfs phréniques, qui provoque celle du diaphragme, peut faire respirer bruyam-
ment même le cadavre mort depuis peu de temps.
M. Ludger Lallemand a reconnu les avantages de
la respiration artificielle par faradisation des nerfs
phréniques ; mais il croit, d'après ses expériences, que
l'électricité épuise rapidement l'excitabilité nerveuse

[1] De l'électrisation localisée, etc., 1855.

chez les animaux arrivés à la dernière période d'intoxication chloroformique. M. Duchenne n'admet pas ces effets fâcheux ; cependant l'action hyposthénisante des courants est un fait parfaitement acquis à la science, et qui résulte d'expériences faites par Mateucci, Mariani, Becquerel père, L. Becquerel et Valerius [1]. Peut-être alors vaudrait-il mieux employer la respiration artificielle au moyen de pressions mécaniques, que par la faradisation ?

Pour obtenir plus sûrement encore la revivification du sang, on a eu recours *aux insufflations d'air* dans les poumons. Les craintes émises à ce sujet par M. Leroy d'Étiolles, au point de vue de l'emphysème pulmonaire, n'ont pas le moindre fondement. M. Depaul a démontré ce fait, que chez les nouveau-nés asphyxiés pour lesquels on les emploie, cet accident ne se présente jamais ; à plus forte raison n'aura-t-il pas lieu chez les adultes, dont le tissu pulmonaire est plus résistant. M. Lallemand ne l'a jamais produit dans ses expériences sur des animaux et sur des cadavres. Les insufflations d'air ont été d'abord expérimentées par M. Plouviez [2], puis par MM. Blanchet et Duroy en France, Bickarteth et Snow [3] en Angleterre. MM. Adorne et Forget essayèrent avec de l'air suroxygéné.

[1] Becquerel ; Traité des applications de l'électricité à la thérapeutique, 1855.

[2] Comptes-rendus de l'Académie des sciences, 1848.

[3] *London medical Journal*, 1852.

Pour M. Lallemand, les insufflations d'air ont autant
de puissance que celles d'oxygène, elles ont réussi
dans des cas où les mouvements apparents de la circulation étaient abolis. Elles agissaient en provoquant
l'excitabilité du système nerveux et en aidant à l'élimination du chloroforme sur la surface pulmonaire.
On doit les employer immédiatement après la suspension de la respiration et de la circulation, et les
continuer avec persévérance et énergie jusqu'au rétablissement complet des mouvements normaux et spon-
tanés de la respiration. On pratique l'insufflation à
l'aide d'un soufflet ordinaire auquel est adaptée une
sonde; l'expiration est obtenue par des pressions méthodiques. Ne pourrait-on pas se servir des tubes la-
ryngiens et du procédé de M. Loiseau pour les introduire dans la glotte? A l'aide du doigt garni d'un
anneau, il serait plus commode de pratiquer ce cathétérisme et on risquerait moins d'être mordu par le
malade. Enfin, pour être sûr que l'air ne revienne pas
par la bouche ou les narines, ne serait-il pas prudent
d'obturer ces ouvertures avant de commencer les insufflations? En Angleterre et en Amérique on va jusqu'à faire la trachéotomie pour appliquer plus sûrement
ce procédé.

M. Ricord, qui a préconisé l'*insufflation bouche à
bouche*, a réussi dans plusieurs cas. MM. Boinet, Coffin
et d'autres praticiens comptent aussi des succès par
ce moyen. Nous comprenons que dans un cas pressant

on y ait recours ; mais tout ne porte-t-il pas à croire que les insufflations d'air sont préférables ? Outre le dégoût qu'inspire au chirurgien l'obligation d'appliquer ses lèvres sur celles du patient, la plus grande partie du gaz insufflé ne passera-t-elle pas dans l'estomac, et, comme produit de l'expiration , cet air insufflé ne contient-il pas une grande quantité d'acide carbonique, ce qui le rend impropre à l'hématose ? Nous croyons que dans les insufflations, en étalant la surface d'évaporation du chloroforme, ses vapeurs viennent saturer la masse de gaz insufflé, que l'expiration provoquée vient ensuite rejeter au dehors. Par des insufflations successives on débarrasse donc ainsi de plus en plus l'économie du poison. Mais l'air exerçant par lui-même une action stimulante comme corps étranger sur le poumon, et comme corps chimique sur le sang, le système nerveux, directement influencé par le sang revivifié et indirectement à la surface pulmonaire, rétablit la fonction circulatoire. Celle-ci ramène plus promptement aux poumons de nouvelles quantités de sang, qui reprennent aussi plus vite leurs propriétés vitales par le rétablissement de leur fonction. Par conséquent, un gaz pouvant se charger d'une quantité d'autant plus considérable de vapeurs qu'il est plus léger et à une température plus élevée , si on pouvait en employer un qui avec ces conditions jouirait comme l'air de la propriété de revivifier le sang, il lui serait préférable.

Mais, en dehors de ces moyens, on a cherché aussi à agir directement sur le système nerveux par des excitations variées. Les aspersions froides sur la face ; l'action des vapeurs d'ammoniaque ou de vinaigre sur la muqueuse nasale ; les lavements antispasmodiques proposés par M. Jobert ; la stimulation portée sur la muqueuse pharyngienne à l'aide de l'ammoniaque, comme l'a indiqué M. Guérin, pour produire une secousse sur le plexus pharyngien et obtenir par action réflexe le rétablissement des mouvements respiratoires ; l'introduction des doigts jusqu'au fond de la gorge, pour agir de la même manière par le procédé de MM. Escallier et Chassaignac ; la déglutition de diverses substances excitantes ; les frictions sèches, la flagellation et même les raies de feu appliquées à la nuque ou à la région du cœur, conseillées par M. Bouisson, ne réussiront que dans les cas peu graves. La morphine et la strychnine, expérimentées par MM. Barrati et Longet et préconisées par M. Bouisson sous forme d'inoculation, ne jouissent pas d'une grande confiance. Quelques expériences ont pu inspirer un instant l'espoir de voir les mouvements réflexes, éminemment excitables par ces substances, se rétablir sous leur influence ; mais on paraît y avoir renoncé.

M. Bieckersteth a conseillé de tenir la langue fixée en dehors de la bouche par un crochet, à cause de la tendance de la base de cet organe à tomber en arrière et à obturer la glotte, par suite de la paralysie de ses muscles.

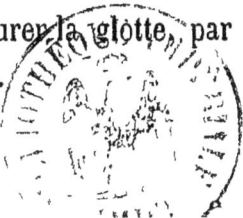

L'électricité, après avoir donné de grandes espé-
rances comme excitateur général, n'a pas tenu tous
les avantages qu'on en attendait. On lui reproche plutôt
d'épuiser ce qui reste de forces nerveuses chez les
individus empoisonnés par le chloroforme, auxquels on
l'applique. M. Abeille expérimenta d'abord ce moyen,
et après lui M. Jobert [1]. Ce dernier crut reconnaître
que l'électricité était impuissante lorsque le cœur avait
cessé de battre, mais qu'il parvenait à ranimer les
fonctions quand il en était autrement, la respiration
fût-elle suspendue. Il plaçait les excitateurs d'une pile
d'induction l'un dans la bouche, l'autre à l'anus des
animaux soumis à l'expérience, ou bien avait recours
à l'électro-puncture, plaçant une aiguille à la nuque
et l'autre à la partie inférieure du tronc, de façon à
comprendre la longueur de la moelle entre les deux
pôles. M. Duchenne (de Boulogne) [2], comme M Jobert,
croit que l'électricité employée comme excitant général
du système nerveux peut sauver l'animal empoisonné,
si la respiration est seulement suspendue, mais qu'elle
est impuissante quand le cœur a cessé de battre. Il
résulte, au contraire, des expériences de M. Lallemand,
que l'électricité ne peut rien contre l'intoxication chloroformique, à moins qu'elle ne soit employée pour
provoquer la respiration artificielle. Cette dernière

[1] Comptes-rendus de l'Académie des sciences.
[2] Union médicale, 1855.

manière d'opérer, si elle n'était pas trop prolongée de façon à épuiser les forces nerveuses, n'aurait-elle pas le double avantage de rétablir les mouvements respiratoires et de stimuler le système nerveux? Quoi qu'il en soit, comme il importe, avant tout, de chasser le poison que contient l'organisme, il doit être avantageux de favoriser le plus possible le passage fréquent de la masse sanguine dans les poumons, à la surface desquels vient se faire l'élimination. En définitive, l'excitation du système nerveux n'a pour but que d'obtenir ce résultat par le rétablissement de la circulation et de la respiration ; on cherchera donc à agir surtout sur cette dernière fonction.

L'emploi de l'électricité statique est aujourd'hui à peu près abandonné ; cependant la tension considérable du courant électrique dans ce cas, lui permet de vaincre la résistance d'une grande épaisseur de tissu. Ne pourrait-il pas être utile d'agir énergiquement par ce moyen sur les centres nerveux, par une secousse pouvant amener par action réflexe le rétablissement des mouvements respiratoires et circulatoires ? La décharge d'une bouteille de Leyde, soit à la nuque, soit à la paroi supérieure du pharynx, pourrait peut-être provoquer ce résultat.

Il est évident que lorsqu'on est parvenu à rétablir les fonctions momentanément anéanties, il faut ensuite assurer leur continuation par des soins particuliers. On y parviendra par des stimulants externes ou internes;

des boissons cordiales, des frictions sur les membres et la région du cœur, la chaleur à l'aide des moyens ordinaires, en environnant le malade d'une atmosphère souvent renouvelée, et l'engageant à faire de larges et fréquentes inspirations.

Mais quand il survient un accident grave pendant les inhalations, tous les petits moyens de stimulation sont non-seulement inutiles, mais nuisibles, parce qu'ils font perdre un temps précieux. Puisque la sensibilité est éteinte, on ne peut espérer transmettre par eux au cerveau des impressions qui puissent rétablir les fonctions par action réflexe ; immédiatement il faut faire la respiration artificielle, qui est le moyen le plus énergique pour arriver à rétablir les forces vitales sur le point de s'éteindre. D'après les expériences de M. Ludger Lallemand, les animaux meurent constamment quand, les mouvements respiratoires ayant cessé, on les abandonne à eux-mêmes sans pratiquer l'insufflation. Par ce moyen on a pu les ramener à la vie, quand déjà on n'apercevait plus aucun mouvement au cœur. Il faudra donc, aussitôt qu'on s'apercevra que non-seulement le cœur a cessé de battre, mais seulement que la respiration est embarrassée, s'empresser d'y avoir recours. Quand les animaux sont empoisonnés lentement, ils reviennent graduellement à la vie ; quand l'intoxication est brusque, le retour à la vie est très-rapide par l'insufflation. N'est-il pas probable qu'il en serait de même chez l'homme, ce qui serait d'autant plus heureux que les accidents rapides sont les plus fréquents.

Nous avons dit que consécutivement à l'anesthésie, il pouvait se présenter, par exception, quelques accidents tels que la stupeur, les vomissements, la céphalalgie, le frisson anesthésique. Habituellement, quoique les malades aient de la tendance au sommeil, ils se remettent vite de la stupeur dans laquelle les avait plongés le chloroforme. Il peut arriver toutefois que cet état, ne cessant pas, nécessite des soins spéciaux; on y remédiera par les stimulants administrés à l'intérieur ou appliqués à la surface du corps, et en favorisant la respiration. On a prétendu avoir observé ces effets de prostration par empoisonnement lent, chez des vieillards ou des sujets débilités à la suite d'opérations sidérantes, comme pour des hernies étranglées, des tumeurs volumineuses, des plaies graves par armes de guerre. MM. Robert et Giraldès ont même attribué au chloroforme des cas de mort survenus quelques heures après l'anesthésie. Nous pensons que la gravité des lésions ou des opérations pourrait bien jouer ici le rôle de cause efficiente, plutôt que les inhalations, et tous ces accidents n'ont peut-être pas été plus fréquents que les pneumonies, les inflammations du cerveau, etc., dont on a menacé les malades anesthésiés, sans apporter de preuves à l'appui. M. Salleron, qui n'a jamais vu le chloroforme être nuisible pendant l'opération, quoique ses malades fussent dans les plus mauvaises conditions possibles, n'ose pas en dire autant de son effet consécutif[1]. Il est disposé à admettre que cet agent peut amener une sorte de paralysie générale consécutive, lente et progressive, et il n'est pas éloigné de croire qu'il a pu être pour quelque chose dans les nombreux cas de gangrène qui sont survenus chez ses opérés. Cependant ces craintes paraissent bien exagérées , quand sur 220 amputations on ne voit que quatre malades mourir de dépression nerveuse, dans les deux ou trois premiers jours de l'opération, et qu'on réfléchit à l'état de prostration physique et morale dans laquelle se trouvaient ces blessés. La fréquence des gangrènes ne se rattache-t elle pas plus raisonnablement aussi à cette débilité générale de l'organisme , à cette absence de réaction vitale datant de longue date, plutôt qu'à une influence aussi passagère que celle des inhalations ?

La céphalalgie est un phénomène très-commun, mais sans danger , quoique dans quelques cas il puisse durer plusieurs jours. Les moyens simples suffisent pour la calmer.

Le frisson anesthésique a été observé sur plusieurs malades par M. Chassaignac [2] ; en 1850, M. Michon

---

[1] Mémoires de médecine et de chirurgie militaires, 1858, 22ᵉ vol., pag. 298.

[2] Moniteur des hôpitaux, 1853.

fit part à la Société de chirurgie d'une observation analogue. Ce frisson peut être de courte durée, mais il
peut aller en s'aggravant et se convertir en un refroi-
dissement progressif et mortel, si on ne lutte énergiquement contre lui par la chaleur et les toniques.

Les vomissements sont un accident assez fréquent,
mais qui n'a pas de gravité. Ils surviennent surtout
quand le malade avait pris quelques aliments avant
l'anesthésie, ne fût-ce même qu'une petite quantité de
liquide. On peut également les provoquer par cette
même cause, si on donne à boire immédiatement après
l'opération. Il est utile d'attendre quelques instants, à
moins que le malade ne soit très-altéré, ou dans ce
cas ne faire prendre à la fois qu'une légère quantité
de boisson. Comme ils sont à redouter spécialement
pour les opérations sur les yeux, on redoublera alors
de précautions. S'ils deviennent fatigants, on les calme
par des boissons froides, la glace et les autres moyens
habituels.

Les contre-indications de l'anesthésie seront surtout
tirées des conditions propres à l'individu, qui pourraient l'exposer davantage aux principaux accidents
que nous avons signalés : syncope, asphyxie, sidération. Les affections du cœur, des poumons et du cerveau, exposant d'une manière spéciale à ces accidents,
sont regardées comme des contre-indications par la

majorité des chirurgiens. Cependant on voit tous les jours donner sans inconvénient le chloroforme à des individus dans ces conditions ; nous croyons même que les douleurs de l'opération et la frayeur pourraient leur être plus funestes que l'anesthésie, en accélérant davantage le jeu des organes malades. Pour les maladies dans lesquelles il y a altération du sang, comme l'anémie, la chlorose, etc., il est encore utile plutôt que nuisible, car on ménage non-seulement les forces des malades pendant l'opération, mais on les leur réserve pour la convalescence. Certaines névroses, comme l'hystérie, l'épilepsie, la catalepsie, etc., ont encore été regardées comme contre-indiquant les inhalations. M. Grisolle professe qu'elles peuvent, en congestionnant le cerveau, amener des accidents, mais l'expérience a prononcé dans ces cas contre la théorie. Loin d'augmenter l'intensité des attaques elles les calme, comme l'ont publié MM. Guersant et Vidal. Nous avons eu nous-même l'occasion de vérifier ce fait dans l'hystérie.

La commotion qui résulte de blessures graves par armes de guerre n'est pas davantage une contre-indication, malgré l'autorité d'un grand nombre de chirurgiens. Nous avons constaté ce résultat si fréquemment pendant la guerre de Crimée, que nous croyons pouvoir le donner comme une vérité désormais démontrée.

On peut employer l'anesthésie à tous les âges. Malgré

la réserve de M. Gosselin, qui regarde comme une im-
prudence de donner le chloroforme aux enfants avant
quatre ans, tous les chirurgiens des hôpitaux d'enfants
sont unanimes pour reconnaître la facilité et l'innocuité de l'anesthésie provoquée presque aussitôt la
naissance. Si on repoussait l'anesthésie pour les adultes,
dit M. Guersant[1], il faudrait la conserver pour les enfants. MM. Heyfelder, Nordmaan et M. Bouisson ont
été des premiers à l'employer à cet âge. MM. Giraldès,
Morel - Lavallée , Henriett, Snow, etc., s'en servent
constamment dans leur pratique. M. Morel l'a appliquée
quatre jours après la naissance, sans aucun inconvénient. Les craintes qui ont été exprimées relativement
aux bronchites, aux pneumonies possibles à cause de
la délicatesse des organes, ne se sont jamais vérifiées.
A cet âge , il y a moins de danger d'amener la syncope par l'absence d'anxiétés et d'émotions morales.
L'anesthésie est obtenue et disparaît plus rapidement,
en raison de l'activité de la respiration.

Les forces vitales étant épuisées chez les vieillards,
on a d'abord cru que le chloroforme provoquerait des
accidents. Ici encore les prévisions ont été fausses.
MM. Roux et Giraldès l'ont fait respirer à des vieillards
de quatre-vingts ans sans aucun danger, et on voit des
exemples semblables fréquemment dans les hôpitaux.

Le sexe n'a pas plus d'influence : les femmes sont

[1] Union médicale, 1849.

8

peut-être, au contraire, plus impressionnables et plus vite endormies. On doit éviter autant que possible l'é- poque menstruelle, qui pourrait être supprimée aussi bien par l'anesthésie que par l'opération elle-même , ce qui pourrait occasionner des accidents. Si cependant il y avait urgence, ce ne serait pas une contre- indication absolue. Le chloroforme ne paraît pas contrarier la sécrétion du lait chez les nourrices ; mais on a craint que ce liquide, se chargeant de vapeurs anesthésiques, pût nuire à l'enfant. M. Blot s'appuie, à cet égard, sur un fait de M. Chassaignac, dans lequel l'enfant parut assoupi très-longtemps, après avoir pris le sein de la mère, qui venait d'être anesthésiée. Mais ne sait-on pas que l'enfant s'endort aussitôt après avoir teté; et si le lait était chargé de chloroforme, verrait- on l'enfant prendre le sein avec avidité comme il le fait? Dans tous les cas, cet agent , passant par l'estomac, devrait avoir bien peu d'action. Du reste , M. Chassaignac [1] dit lui-même qu'il a donné souvent le chloroforme à des nourrices, sans qu'il en soit résulté d'accidents pour le nourrisson. M. Chairoux [2] a fait des observations identiques à l'hôpital Necker. Si on craignait, du reste, quelque chose, on pourrait attendre quelques heures avant de donner le sein à l'enfant , comme le conseille M. Cazeaux.

---

[1] Moniteur des hôpitaux, 1853.

[2] Thèse inaugurale. Paris, 1857.

La grossesse n'est pas une contre-indication absolue à l'anesthésie , quoique ce soit toujours une complication pour l'emploi de ce moyen, comme pour l'opération elle-même. On ne doit faire subir à une femme enceinte une opération grave, que quand il y a urgence. D'après le petit nombre de faits connus, l'emploi du chloroforme dans ce cas ne paraît pas provoquer l'avortement. M. Chassaignac a publié deux observations de grossesses de cinq mois, et M. Blot une de six mois, qui ne furent pas influencées défavorablement. M. Bouisson pense aussi qu'il n'y a pas de danger d'amener l'avortement. Un cas a été signalé toutefois par M. Robinson. Nous-même avons vu, dans le service de M. Chassaignac, une femme enceinte de six mois avorter et mourir d'hémorrhagie au bout de huit jours, après avoir subi l'extirpation d'une tumeur du sinus maxillaire, sous l'influence des inhalations. Nous n'oserions dire si on doit accuser ici l'opération, l'anesthésie ou toute autre influence.

Les tempéraments sanguins, musculaires, lymphatiques, sont plus réfractaires que les bilieux et les nerveux à l'action du chloroforme. Les individus qui supportent difficilement la diète, chez lesquels l'absorption est rapide, sont facilement influencés. L'aptitude anesthésique des sujets, pour M. Ancelon, est en raison directe de la durée absolue de la diète à laquelle ils se soumettent, et les doses de chloroforme sont en raison inverse de leur appétit et de la rapidité

avec laquelle s'opèrent les digestions et l'absorption.
MM. Sédillot et Simonin croient que tous les sujets
peuvent être anesthésiés, quand le chloroforme est
administré convenablement. La pureté du médicament,
la température extérieure, la proportion d'air mélangé
aux vapeurs, le mode des inspirations, peuvent faire
varier le temps nécessaire pour obtenir l'insensibilité,
mais il n'y a pas de sujets réfractaires. Il faut ajouter
qu'il y a des différences tenant aux habitudes et aux
conditions d'organisation de chaque individu.

Les sujets qui s'adonnent aux boissons alcooliques
sont beaucoup plus difficiles à chloroformer. M. Vidal
a fait cette remarque sur les vénériens de l'hôpital du
Midi; nous l'avons faite nous-même chez quelques-uns
de nos soldats. M. Nélaton [1], à la suite d'un cas malheureux de M. Masson, considère l'état d'ivresse
comme contre-indiquant formellement les inhalations.
Souvent cet état existe quand il y a urgence d'opérer,
comme pour les luxations, des fractures comminutives,
des extractions de corps étrangers. Il est alors d'autant plus utile d'attendre, si l'on veut absolument avoir
recours au chloroforme, que non-seulement le système
nerveux est dans des conditions spéciales, mais que
l'estomac est plein, ce qui est une contre-indication de
plus.

L'idée de l'idiosyncrasie particulière, qui d'après

[1] Bulletin de l'Académie de médecine, 1857.

M. Robert rendrait la mort fatale chez certains individus, n'a pas prévalu dans la science ; car plusieurs
malades qui avaient été déjà soumis au chloroforme,
ont pu succomber ensuite par son influence , ce qui
prouverait que les causes de mort doivent être recher-
chées en dehors de l'idiosyncrasie. Nous examinerons,
à l'article des applications de l'anesthésie aux opérations, quelles sont celles qui contre-indiquent son
emploi, et dans quel cas elle offre des avantages.

Dans les opérations légères auxquelles on ne peut
appliquer l'anesthésie locale, quand la douleur doit
être peu intense et de peu de durée, il est sage de
conseiller au malade de ne pas- avoir recours à l'anesthésie générale. Mais s'il insiste et désire absolument
le chloroforme, le médecin ne peut le lui refuser, après
l'avoir averti, ainsi que la famille, des accidents possibles. Pour les opérations très–douloureuses ou très-
longues, il est du devoir du chirurgien d'engager au
contraire les malades, malgré leurs répugnances , à
accepter les bienfaits de l'inhalation, qui non-seulement leur évitent des douleurs immédiates, mais les
mettent dans de meilleures conditions pour l'avenir.
On commence par s'assurer par un examen attentif
que le cerveau, les poumons, le cœur ou les gros
vaisseaux ne sont pas le siége d'une maladie avancée,
vitale ou organique, ce qui serait une contre-indication
absolue. L'estomac doit être complètement vide, la
moindre quantité de liquide ingéré quelque temps

avant l'anesthésie, pourrait être l'occasion de vomissements. Il est également de règle de vider d'avance
la vessie et le rectum, pour éviter l'excrétion involon-
taire des urines ou des fèces pendant l'opération. Enfin,
on doit encore engager les malades à se moucher et à
expectorer les mucosités qui pourraient se trouver
dans les bronches, pour enlever ainsi tout obstacle aux
inhalations et amoindrir les chances d'asphyxie. Le
corps sera constamment placé et maintenu dans la
position horizontale pendant tout le cours de l'opération;
la syncope provenant souvent de la position assise ,
il est prudent, quand on manque d'aides pour maintenir suffisamment le malade, de placer un drap en
cravate en travers du thorax, qui, sans le comprimer,
se rattache aux bords du lit, pour éviter une surprise
pendant la période d'excitation.

Au moment d'administrer le chloroforme, on cherche
à calmer les appréhensions et la frayeur, qui occasionnent parfois la syncope, en reportant l'attention du
patient sur les avantages qu'il doit retirer de l'abolition de toute souffrance et sur les effets heureux
qui devront suivre l'opération. Après s'être assuré de
la pureté du médicament, on en verse quelques gouttes
sur une éponge creuse ou une compresse roulée en
cornet, que l'on tient à une petite distance de la bouche
et des narines, pour habituer peu à peu à l'action des
vapeurs anesthésiques. Quand on se sert de l'appareil
Charrière, il serait peut-être plus prudent de com-

mencer par les inspirations à distance, au lieu de
l'appliquer d'emblée comme on le fait généralement.
On engage alors le malade à respirer doucement, sans
efforts, comme dans la respiration naturelle, et on
s'assure qu'il ne se retient pas, ce qui arrive parfois
instinctivement en dehors de la volonté. En même
temps, on occupe son esprit de façon à éloigner le plus
possible des idées tristes qui pourraient provoquer une
défaillance. Il est bon de couvrir les yeux, de ne pas
faire trop de bruit dans l'appartement et de ne pas
essayer trop vite de s'assurer du point où se trouve
arrivée l'insensibilité, par des excitations à la peau. Les
excitations sur les sens ou la sensibilité générale, en
retentissant sur le cerveau, amènent par action réflexe
des mouvements plus désordonnés et une plus grande
loquacité pendant la période d'excitation. S'il est bon
d'occuper l'esprit du malade au début, il vaut mieux le
laisser en repos aussitôt que l'intelligence commence
à être atteinte, pour éviter les divagations. A mesure
que l'action de l'anesthésie se fait ressentir, on administre graduellement de nouvelles quantités de chloroforme, en permettant le mélange d'une suffisante quantité d'air, et les inspirations doivent constamment se
faire par le nez et la bouche. Si les mouvements deviennent un peu énergiques, on les combat doucement
en les dirigeant plutôt qu'en les comprimant avec force,
ce qui provoquerait des efforts de la part du malade
pouvant nuire à la respiration et à la circulation. Le

chirurgien ou un aide a constamment la main sur le
pouls, qu'il surveille avec grand soin; en même temps
il s'assure que la respiration est régulière et que le facies
n'offre rien de particulier. C'est surtout au creux epi-
gastrique que l'on doit observer les mouvements respiratoires; car à une époque avancée de l'anesthésie ,
les muscles du thorax peuvent ne fonctionner que faiblement et la respiration s'opérer surtout par le diaphragme. S'il survient du stertor, si le visage prend
tout à coup un aspect cadavéreux, on doit momentanément cesser les inhalations, pour les reprendre ensuite si l'état général le permet.

Nous admettons volontiers que pour une opération
légère qui ne dure qu'un instant , comme l'avulsion
d'une dent, une incision, etc., on puisse n'éteindre que
la sensibilité générale, comme l'a enseigné M. Baudens;
mais pour toute opération un peu grave nous croyons
qu'il faut obtenir la résolution musculaire. Nous avons
vu plusieurs chirurgiens , et des plus en renom de la
capitale, qui font maintenir leurs malades à grand ren-
fort d'aides , les opérant au milieu des cris et de mouvements mal comprimés. Les opérés ne se rappellent
plus leurs souffrances , les résultats paraissent aussi
avantageux que lorsqu'on a amené la résolution musculaire. Mais qu'on réfléchisse à ce qui pourrait ré-
sulter d'un moment de distraction de la part d'un aide !
Chaque praticien n'a pas toujours à sa disposition
cinq ou six aides pour ses opérations , et on ne voit

pas quel grand danger de plus on fait courir au malade
en continuant les inhalations jusqu'à la résolution musculaire, ce qui donne bien plus de sûreté. Enfin, ne
pourrait-il pas survenir des accidents à la suite de cette
comprèssion quand même des mouvements, pendant
la période d'excitation et des efforts considérables auxquels se livrent souvent les malades? En Orient, quoi
qu'on en ait dit, nous n'avons pas vu opérer un seul
blessé sans que l'anesthésie n'ait amené préalablement
la résolution musculaire. M. Chassaignac, qui pousse
cette pratique à un point tel que nous n'aurions pas
le courage de l'imiter, n'a jamais eu d'accidents. M. Sédillot [1] et la plupart des chirurgiens n'opèrent également qu'après avoir obtenu ce degré d'éthérisme. On
peut voir d'après le tableau suivant, le temps pendant
lequel ce chirurgien a pu entretenir sans danger cet
état chez ses malades. Pour les quantités de chloroforme employées, il faut tenir compte de la déperdition
qui a eu lieu, parce qu'on employait une compresse
en cornet.

$1^h,5' — 1,15' — 1,30' -- 46' — 30' — 49' — 1^h,26' — 1^h.$
$128^g — 145 — 155 — 77 — 48 — 66 — 182 — 100$

On devra donc continuer l'inhalation jusqu'à ce que
l'on obtienne la résolution musculaire; mais aussitôt
ce moment arrivé, il faut éloigner l'appareil et laisser

---

[1] Union médicale, 1849.

largement respirer de l'air jusqu'à ce qu'il se mani-
feste quelques mouvements. On donnera alors de très-
légères quantités de vapeurs anesthésiques, par intermittence , qui suffiront pour maintenir le malade dans
un état tel que, sans manifestations douloureuses, il
pourra subir toute espèce d'opération. C'est cette
espèce de collapsus que M. Chassaignac [1] a appelé
période de tolérance , qui peut être prolongée très-
longtemps sans faire courir de dangers. Le sommeil
a lieu avec une régularité parfaite des grandes fonctions ; amoindrissement du nombre des pulsations et
des inspirations, qui sont profondes et calmes. Le meilleur moyen d'obtenir la tolérance est la lenteur et la
gradation très-ménagée de l'inhalation. Il existe chez
chaque individu un point de saturation suffisant pour
abolir la sensibilité et la myotilité ; il s'agit d'atteindre
et d'entretenir ce point, sans le dépasser, par des doses
minimes de chloroforme qui ne peuvent provoquer d'accidents.

Quand l'opération est terminée, il est ordinairement
inutile de continuer l'anesthésie pour les ligatures d'artères et le pansement. Cependant, si l'opéré paraît souffrir beaucoup , surtout si on emploie des sutures , on
peut amoindrir la douleur en le maintenant dans un
état de somnolence.

Après l'opération on fait respirer largement le ma-

---

[1] Moniteur des hôpitaux, 1853.

lade, on le place dans une atmosphère d'air pur fréquemment renouvelé. On le maintient dans la position
horizontale pour éviter les syncopes consécutives ;
M. Chassaignac a l'habitude de faire transporter ses
opérés à leur lit sur un brancard en plan incliné, sur
lequel les pieds occupent le point le plus élevé. Il est
prudent de ne faire prendre des cordiaux que quelques
instants après, de peur de provoquer des vomissements ;
on emploie les moyens usuels pour ramener la chaleur
à la périphérie.

ANESTHÉSIE CHIRURGICALE.

Aujourd'hui l'anesthésie chirurgicale est tellement
répandue, que bien peu de malades se décident à subir
la moindre opération sans désirer y avoir recours. Il
n'y a pas, en effet, de petite douleur quand l'imagination surexcitée vient augmenter la souffrance physique ; le médecin ne peut donc refuser les bienfaits de
l'anesthésie au malade qui la lui demande avec insis-
tance, même pour une opération légère ou de peu de
durée. Mais doit-on, dans tous les cas, employer les
inhalations de chloroforme, malgré le degré de per-
fection auquel on est arrivé pour les administrer presque sans danger? Nous ne le pensons pas. Il est un
grand nombre de circonstances, dans la pratique journalière, dans lesquelles on pourra éviter ou atténuer

la douleur par l'anesthésie locale, dont le meilleur agent,
à notre avis, est le mélange réfrigérant préconisé par
M: Arnott. Seulement il faut spécifier les cas dans lesquels on pourra appliquer l'un ou l'autre moyen, et
quels avantages ils offriront respectivement.

DES OPERATIONS QUI PEUVENT SE PRATIQUER AVEC LE SECOURS DE L'ANESTHESIE LOCALE.

Comme nous l'avons déjà vu, la douleur, dans toutes
les opérations qui se pratiquent sur la peau et les
tissus situés peu profondément au-dessous d'elle, peut
être éteinte ou atténuée par les mélanges réfrigérants.
Parmi les opérations de la petite chirurgie, le séton,
le cautère, le moxa, rentrent dans cette catégorie,
quand la douleur elle-même n'est pas considérée comme
un élément thérapeutique et qu'on a simplement pour
but d'obtenir une irritation et une suppuration déri-
vatives.

Toutes les productions épidermiques, comme les
cors, les durillons, les verrues, les végétations, etc.,
quel qu'en soit le siége, pourront être excisées ou cau-
térisées sans douleur par ce moyen. L'extirpation de
l'ongle incarné, avec ou sans cautérisation de la matrice
de l'ongle, rentre également dans cette catégorie. Les
ponctions simples ou avec injection, d'abcès, de kystes,
de l'hydrocèle, et même la paracentèse et la thora-
centèse, pour lesquelles on ne donne pas habituel-

lement le chloroforme, pourront être pratiquées avec
moins de douleur si on emploie ce procédé, la piqûre
de la peau étant toujours la partie la plus douloureuse de l'opération.

Les incisions qui ne portent que sur les tissus cutanés, quel qu'en soit le but, pour des ouvertures
d'abcès, des débridements, des sections de nerfs superficiels dans certaines névralgies, l'extirpation ou la
cautérisation de certaines tumeurs sous-cutanées peu
volumineuses, pourront être soumises à la même règle.
Il en sera de même pour l'application des caustiques
potentiels aux ulcères syphilitiques, cancéreux ou
strumeux, et pour la cautérisation transcurrente pour
les tumeurs blanches ou toute autre lésion, ainsi que
pour les amputations des phalanges des doigts et des
orteils, l'opération du phimosis et peut-être même
l'amputation de la verge. Enfin, ne pourrait-on pas
l'employer pour certaines opérations sur les paupières,
comme l'extirpation des kystes, l'ectropion, la ponction
du sac, etc. ?

Pour la trachéotomie, souvent l'opération poura être
faite presque sans douleur sur des individus chez lesquels l'asphyxie déjà avancée aura amené l'insensibilité; quand cette circonstance n'existera pas, pourquoi
n'emploierait-on pas le mélange refrigérant, qui aurait
alors d'autant plus d'avantages que le chloroforme ne
peut pas dans ces cas être administré, et que d'un
autre côté on évitera l'hémorrahgie immédiate qui survient quelquefois.

On peut voir par cette simple énumération que les mélanges réfrigérants rendraient de très-grands services s'ils étaient usités plus souvent. Si la douleur n'est pas toujours supprimée entièrement, elle est toujours amoindrie, et de plus le moral du malade est calme, par la promesse de le soustraire à la douleur, ce qui contribue encore à la rendre moindre.

La cautérisation et surtout l'extraction des dents sont des opérations très-douloureuses, très-redoutées malgré leur peu de duree. Comme en définitive ce sont de légères opérations, on se décide difficilement à donner du chloroforme aux malades pour leur en éviter les douleurs. Aussi chirurgiens et dentistes se sont-ils évertués pour trouver un anesthésique local qui leur soit applicable. Nous avons indiqué le moyen bizarre et physiologiquement inexplicable de la compression au niveau des conduits auditifs, à l'aide duquel nous avons obtenu quelques résulats incomplets. L'année dernière, un dentiste présentait à l'Académie de médecine un appareil très-compliqué pour faire l'anesthésie dentaire à l'aide du froid; mais de nouvelles expériences ne sont pas venues confirmer cette première communication. Un nouveau moyen, récemment mis en pratique, paraît devoir réussir, sinon constamment, du moins assez souvent pour qu'il mérite d'être essayé: c'est l'anesthésie locale obtenue au moyen d'un courant d'induction passant sur la dent dont on veut faire l'extraction. Un dentiste, M. Georges, le fit connaître le premier à l'Académie de médecine. M. Préterre[1], dentiste américain, qui en attribue l'idée à un de ses compatriotes, M. Francis, prétend avoir déjà pratiqué 1500 extractions de dents sans douleur, par son usage. Sur huit épreuves tentées par M. Robert, la moitié furent favorables; ce chirurgien s'est de plus assuré par expérience que c'est bien le courant galvanique qui agit comme anesthésique, et non la diversion apportée ainsi qui masquerait la douleur. Un des pôles de la pile est placé dans la main du malade, l'autre est mis en contact avec l'instrument qui doit saisir la dent à arracher. Les manches de l'instrument sont isolés de la main de l'opérateur par un tissu de soie. On échoue le plus souvent quant on se sert de la clef de Garengeot, il faut employer le davier, qui s'applique sur la dent malade par une plus large surface. MM. Moreau et Velpeau ont également vu chacun un cas de succès par ce procédé, qui ne réussit pas, il est vrai, pour d'autres opérations chirurgicales.

DES OPERATIONS QUI SE PRATIQUENT AVEC LE SECOURS DE L'ANESTHESIE GENERALE.

L'anesthésie générale, obtenue à l'aide des inhalations de chloroforme, est surtout réservée aux opérations longues, difficiles, très-douloureuses, ou dans-

---

[1] Art dentaire, août 1858.

lesquelles il est utile d'obtenir la résolution musculaire. Autrefois certaines opérations pouvaient à peine
être entreprises, par crainte de la douleur : telles
étaient les cautérisations transcurrentes, la dissection
de branches nerveuses volumineuses, dans une tumeur, etc. Aujourd'hui, au contraire, l'application de
divers instruments ou procédés, qui rendent de très-
grands services, est devenue possible pendant l'anesthésie, tandis qu'elle serait complètement impraticable
autrement. L'écraseur linéaire de M. Chassaignac,
dont les nombreuses applications à la médecine opératoire ne feront certainement qu'augmenter dans l'avenir, se trouve dans ce cas. Il en est de même du
broiement et de l'arrachement que ce même praticien
adopte pour l'extirpation de quelques tumeurs, évitant
ainsi les hémorrhagies, le traumatisme des organes
voisins, et peut-être même l'infection purulente, qui
paraît succéder bien plus fréquemment à des sections
nettes des tissus, qu'à celles produites par écrasement
ou par arrachement. Pour les opérations délicates,
dans lesquelles le moindre mouvement de la part des
malades pourrait entraîner les plus graves conséquences, l'anesthésie générale doit être appliquée : telles
sont, par exemple, les opérations sur le globe de l'œil
chez les enfants. Quelques chirurgiens ont prétendu
que la douleur était parfois utile pour avertir l'opérateur qu'il lèse des organes qui ne doivent pas être
atteints pendant l'opération. Dans la lithotritie, on

serait exposé à pincer les parois de la vessie, dans une application de forceps à meurtrir les parties maternelles, dans une extirpation de polypes des fosses nasales à briser les cornets, etc. , si on employait le chloroforme. Mais toutes les fois que le chirurgien aura une connaissance anatomique exacte des parties sur lesquelles il agit et une habitude suffisante des opérations, il ne sera pas exposé à de pareilles méprises. On a prétendu encore que les mouvements volontaires pouvaient être utiles pour favoriser les manœuvres opératoires : dans les opérations sur les yeux, pour lesquelles cette raison a été invoquée, il est toujours facile de fixer le globe de l'œil. Pour certaines opérations sur l'anus et le rectum, le chirurgien peut très-aisément suppléer aux efforts volontaires des malades, pour faire saillir les parties sur lesquelles il doit agir.

Opérations qui se pratiquent sur les yeux. — L'indication de l'anesthésie pour les opérations qui se pratiquent sur les yeux, n'est pas constante pour tous les chirurgiens. En France, si un assez grand nombre s'en servent pour quelques cas spéciaux, dans lesquels on ne peut compromettre une fonction éteinte pour toujours, il n'en est plus de même pour les opérations délicates qui ont pour but, au contraire, de rendre la vue ou qui portent sur des yeux encore sains. Pendant trois mois que nous avons suivi assidûment la clinique

9

ophthalmologique de M. Desmarres, nous avons assisté
à un très-grand nombre d'opérations variées chez des
sujets de tout âge, sans lui avoir vu employer une
seule fois le chloroforme. Cependant nous avons entendu dire à cet habile oculiste qu'il admettait l'usage
de cet agent pour les sujets par trop pusillanimes ou
indociles, même pour l'extraction de la cataracte.
M. Sichel le rejette même pour l'extirpation de l'œil,
quoiqu'il convienne que ce serait un moyen d'éviter
plus sûrement les accidents cérébraux. M. Bouisson
et plusieurs autres chirurgiens en restreignent l'application à l'extirpation de l'œil, l'ablation d'orbitocèles
et la myotomie, la rejetant pour la cataracte, la pupille artificielle, les opérations sur les paupières, à
moins d'indocilité extrême des malades. MM. Denonvilliers et Gosselin [1] semblent n'admettre le chloroforme
pour la cataracte que dans les cas de nystagmus très-
prononcés, et encore seulement chez les enfants.

Cependant on ne peut nier que par l'anesthésie, en
supprimant à la fois la douleur et les mouvements de
l'œil, on ne se trouve placé dans d'excellentes conditions pour opérer. Quand on s'abstient du chloroforme,
les efforts que l'on fait sur les paupières pour les
écarter à l'aide des élévateurs, augmentent l'irritation
qui souvent existe déjà, ce qui rend plus énergiques
les contractions spasmodiques des muscles de l'œil.

[1] Traité des maladies des yeux, 1855, pag. 739.

Par conséquent on se trouve bien plus exposé à l'expulsion de l'humeur vitrée, soit dans la cataracte par extraction, soit même dans une simple exploration du globe de l'œil, quand il existe des perforations ou un ramollissement de la cornée, comme nous l'avons vu se produire une fois dans une ophthalmie purulente ; d'un autre côté, l'afflux du sang provoqué par ces contractions, dispose davantage à l'inflammation consécutive. M. Colrat (de Lyon) et M. Guersant se servent de l'anesthésie chez les enfants, quand il s'agit simplement de constater l'état du globe de l'œil. Nous l'avons vue bien souvent mise en usage par ce dernier chirurgien dans ce cas, sans qu'il en soit résulté aucun inconvénient. Une demi-heure après, les enfants parlent et jouent comme si on ne les avait pas soumis à un examen dangereux. Presque tous les chirurgiens en usent pour les opérations sur le globe de l'œil quand la vision est détruite, comme pour l'extirpation de l'œil, l'excision du staphylôme.

Après les insuccès de Gerdy pour la cataracte et le strabisme, des oppositions survinrent, se basant sur des raisons diverses. M. Courty [1] croit que ce sont là des opérations courtes et peu douloureuses ; que l'œil est souvent agité de convulsions ou convulsé en haut, comme l'a signalé M. Sédillot, ce qui rend l'opération plus difficile. D'autres ont dit encore que l'excision du

[1] Thèse citée.

ptérygion , la pupille artificielle, la cataracte par abaissement, se font presque sans douleur; que certaines manœuvres ne peuvent avoir lieu qu'avec la volonté des malades ; enfin qu'on est exposé à voir reparaître l'excitation anesthésique de retour et les mouvements de l'œil avant que l'opération ne soit terminée. Consécutivement aux opérations, M. Nélaton et d'autres chirurgiens ont exprimé la crainte de voir survenir des mouvements convulsifs ou des vomissements , ce qui pourrait contribuer à ce que l'œil se vide dans les opérations de cataracte par extraction ou de staphylôme. Dans ce dernier cas , en effet , on a grand avantage à conserver le cristallin et l'humeur vitrée, de façon à avoir un moignon pour supporter un œil artificiel. Mais si quelques-unes de ces raisons sont vraies, d'autres nous paraissent d'autant plus exagérées que l'expérience est venue leur donner tort. M. Juncken (de Berlin) se sert presque exclusivement du chloroforme pour ses opérations sur le globe de l'œil ; mais nous n'oserions, comme il le fait, opérer alors les malades assis : la position horizontale est d'autant plus indiquée ici , qu'il faut ordinairement pousser l'anesthésie très-loin pour obtenir l'immobilité du globe de l'œil. Il est du reste aussi facile d'opérer dans cette position; M. Desmarres ne pratique pas autrement ses opérations de strabisme, de pupille artificielle , de staphylôme, de cataracte par incision linéaire, de ponction du globe et d'extirpation de l'œil. M. Mackensie, pour

le strabisme et la cataracte, admet qu'il est très-avan-
tageux d'employer le chloroforme chez les enfants, et
si on l'applique aux adultes il recommande dans tous
les cas la position horizontale[1]. Il le conseille pour les
opérations à l'aiguille, chez les sujets timorés, qui
pourraient par des mouvements compromettre le résultat de l'opération. Il n'a pas osé l'employer pour
l'extraction, de peur que s'il survenait des vomissements les parties internes de l'œil ne soient déchirées;
mais il ajoute que d'autres praticiens qui s'en sont
servi, lui ont donné les assurances les plus favorables
sur l'immobilité complète de l'œil. M. Quadri[2], pour
éviter de vider l'œil, conseille de faire seulement l'incision de la cornée pendant l'anesthésie et d'attendre
pour faire l'extraction que le malade soit éveillé. Si
au réveil il y a des mouvements convulsifs ou désordonnés, le cristallin étant en place empêche la propul-
sion du corps vitré en avant. Cette précaution serait
surtout bonne chez les enfants qui crient et remuent
beaucoup quand ils reprennent connaissance. Ne pourrait-on pas, pour éviter le danger de voir l'œil se
vider, aussi bien dans ce cas que quand il survient des
vomissements après l'opération, diminuer les chances
de cet accident en exerçant pendant quelques heures
une légère compression sur le globe de l'œil?

---

[1] Traité pratique des maladies de l'œil, 1856.
[2] *Gazetta medica della due Sicilie*, n° 21, anno 1°.

D'après M. Chassaignac[1], quand la résolution musculaire est obtenue par le chloroforme, il y a immobilité complète du globe oculaire. En même temps qu'il
est immobile, il reste fixé dans la situation où il se
trouvait lorsque l'anesthésie l'a influencé; habituellement il est convulsé en haut, sous la paupière supérieure. M. Chassaignac explique cette fixité avec résistance aux mouvements imprimés, par la contraction
tonique des six muscles de l'œil; car il a remarqué
qu'il y a une grande tendance des liquides à s'échapper
quand le globe est divisé. Dans la période d'excitation,
la pupille se dilate; mais, au *summum* d'intensité de
l'anesthésie, l'iris se contracte, et on observe ce changement tout d'un coup, sans que nul avant coureur,
nul signe concomitant l'ait annoncé. Aussi le chirurgien qui compterait sur la dilatation de la pupille pour
une opération, doit-il être averti de la possibilité de
ce phénomène. Quand l'anesthésie est très-avancée, il
survient, d'après le même chirurgien, une *immobilité
cadavérique des paupières*, et ce serait, d'après lui,
l'indication qu'il faudrait attendre pour opérer. Plusieurs fois nous avons vu M. Chassaignac opérer dans
ces conditions des cataractes par extraction, sans
qu'il en soit résulté d'accidents; mais nous croyons
qu'il est possible d'agir avec sûreté, sans pousser aussi
loin l'anesthésie. Nous pensons, d'après les expérien-

[1] Archives d'ophthalmologie, 1853.

ces de M. Bouchut, que cette contraction de la pupille, observée quelquefois par M. Chassaignac, est une indication positive d'arrêter l'anesthésie, car elle précède la mort de quelques instants. En résumé, nous serions disposé à admettre l'usage constant des inhalations dans toutes les opérations sur les yeux, chez les enfants, les sujets pusillanimes ou indociles, et dans les cas où la vision est complètement détruite. Pour cette dernière éventualité, il est beaucoup moins nécessaire de porter très-loin l'anesthésie, que pour les opérations qui peuvent compromettre la vision par des mouvements intempestifs du globe oculaire. Il est de toute nécessité alors d'avoir une immobilité complète de l'œil ; peut-être même serait-il encore plus prudent de le fixer à l'aide des procédés ordinaires. L'anesthésie doit être entretenue pendant toute la durée de l'opération, qui est ordinairement courte, ce qui n'expose pas à des accidents. Pour les opérations de cataracte, de pupille artificielle, de strabisme, chez les malades qui se sentent assez d'empire sur eux-mêmes pour résister à la douleur et pour favoriser les manœuvres du chirugien, peut-être est-il moins utile d'avoir recours à ce moyen, quoique l'expérience ait plutôt prononcé en sa faveur que contre son emploi.

Opérations qui se pratiquent sur la bouche et ses dépendances.—La crainte de voir le sang arriver dans la trachée et provoquer des accidents d'asphyxie, a fait

bannir l'usage de l'anesthésie pour les opérations qui
se pratiquent aux environs de la glotte, par la majorité des chirurgiens et en particulier par la Société de
chirurgie. Quelques praticiens cependant cèdent encore
aux désirs de leurs malades, mais en prenant la précaution que les mouvements réflexes à l'aide desquels
l'expulsion du sang doit se faire, ne soient pas complètement abolis, ou bien en donnant à la tête une position déclive pour permettre au sang de s'écouler au
dehors. Il y a eu peu d'accidents signalés à la suite
d'opérations faites dans ces conditions. M. Velpeau,
dans un cas d'amygdalotomie, faillit perdre son malade.
M. Richet, dans une circonstance semblable, vit survenir une contraction convulsive des muscles, ce qui
détermina la déglutition de l'amygdale, qui fut rendue
presque aussitôt. Gerdy, Amussat et M. Sédillot ont
aussi fait des opérations sur la bouche, sans qu'il en
soit résulté d'accidents ; mais ils prenaient la précaution de ne pas provoquer une anesthésie trop profonde
et d'incliner la tête de leurs malades. M. Sédillot a
cherché à généraliser la méthode pour les opérations
sur la face ; il s'en est même servi pour l'extirpation
du maxillaire supérieur. Il commence par exécuter
d'abord tous les temps pendant lesquels le sang ne peut
pénétrer dans la bouche ; il fait incliner la tête en
avant, écarter, s'il est nécessaire, les arcades dentaires
pour que le sang ne puisse être retenu derrière elles,
et exécute le plus de ligatures possible au fur et à

mesure. D'après M. Michel [1], M. Sédillot n'aurait jamais eu d'accident, quoiqu'il ait fait maintenir l'anesthésie pendant fort longtemps. Dans trois circonstances,
nous avons vu M Chassaignac s'en servir pour des tumeurs du sinus maxillaire. Nous avons constaté qu'il
ne pratique, pour ainsi dire, que les incisions extérieures dans l'anesthésie complète. L'opération est continuée pendant que le malade s'éveille ; les mouvements
réflexes reparaissant avant la sensibilité, le sang est
rejeté, et on évite ainsi aux opérés les douleurs les
plus vives. L'opération est, il est vrai, rendue plus difficile par la position horizontale qu'on est forcé de
donner aux patients, par les mouvements involontaires
de l'excitation de retour qu'on est obligé de comprimer,
et l'anesthésie cesse parfois promptement, par suite
des attouchements sur le fond de la gorge, comme l'a
fait remarquer l'un des premiers M. Monod. Pour
l'extirpation des amygdales, qui est rapide et peu douloureuse, M. Chassaignac n'a pas ordinairement recours
aux inhalations. Quand le malade l'exige, ce chirurgien conseille, quand l'anesthésie est complète, de placer deux amygdalotomes sur les glandes à enlever, et
de n'agir qu'au moment où le malade se réveille, ce qui
permet au sang d'être rejeté facilement. Quand on craint
la constriction des mâchoires sur les instruments,
M. Chassaignac donne le conseil de placer dans la

[1] Union médicale, 1850.

bouche un dilatateur en T ; peut-être vaudrait-il autant
interposer simplement entre les arcades dentaires un
corps étranger en liége ou en gutta-percha. Pour l'amputation de la langue à l'aide de l'écraseur linéaire,
le chloroforme trouve encore son application ; il n'y a
pas ici d'hémorrhagie à craindre; mais les douleurs
seraient telles, que l'opération deviendrait impraticable
sans l'anesthésie. L'opération est longue, mais le jeu
de l'instrument n'empêche en rien les inhalations intermittentes.

On doit donc positivement bannir l'anesthésie pour
les opérations dans lesquelles il se fait une hémorrhagie qui doit nécessairement s'écouler vers la glotte,
comme dans la staphyloraphie, l'extirpation de tumeurs
dans l'arrière-gorge, les polypes de la partie posté-
rieure des fosses nasales, opérations qui nécessitent
une durée telle qu'elles ne permettent pas de profiter
du réveil du malade pour l'expulsion du sang. Sans
doute le pouvoir réflexe, sous la dépendance duquel
sont les mouvements respiratoires, pourrait s'opposer
jusqu'à un certain point à l'entrée du sang dans la
trachée, par suite de l'occlusion spasmodique de la
glotte et de la toux provoquée par le contact de ce
corps étranger sur la muqueuse aérienne ; mais les
mouvements volontaires du pharynx aident encore
beaucoup à l'expulsion des liquides hors de la bouche,
on doit donc les ménager si on veut éviter les accidents d'asphyxie. Cette persistance de l'action réflexe

est démontrée par la tendance qu'ont les malades
anesthésiés à expulser de la bouche la salive et les
mucosités ; on voit aussi quelquefois des vomissements
survenir pendant l'insensibilité, et cependant les matières ne pas pouvoir pénétrer dans la trachée. On a
reproché à l'anesthésie, dans le cas dont nous nous oc-
cupons, l'obligation dans laquelle on est d'interrompre
les inhalations pour permettre au chirurgien d'agir.
Quand l'écoulement de sang n'est pas considérable,
qu'on fait les ligatures pendant l'opération, comme le
conseille M. Sédillot, cette objection n'a pas une grande
valeur, car on peut s'interrompre de temps en temps
pour entretenir l'insensibilité, sans autre inconvénient
que de prolonger un peu l'opération. Un accident plus
grave, dont M. Maisonneuve a rapporté un exemple à
la Société de chirurgie, est le trismus provoqué par
l'anesthésie, qui peut nuire aux manœuvres de l'opération ou les empêcher. Ce chirurgien a, du reste, eu
plusieurs succès pour des extirpations de maxillaire
supérieur avec le chloroforme. Il engage de faire toujours de larges incisions qui, en permettant au sang
de s'écouler avec facilité au dehors, donnent aussi l'a-
vantage de pouvoir agir avec sûreté, ce qui est très-
important pour ces sortes d'opérations.

*Opérations qui se pratiquent sur le rectum et les or-
ganes génitaux.*—La simple exploration du rectum avec
le spéculum *ani* ou avec le doigt, est parfois tellement

douloureuse, surtout dans certaines inflammations chroniques avec ou sans dégénérescence, ou bien quand il existe une fissure à l'anus, qu'il peut être indispensable dans quelques cas d'avoir recours au chloroforme. Les moyens proposés pour guérir cette dernière affection, soit l'incision, soit la cautérisation, soit la dilatation forcée conseillée par Récamier, sont également très-douloureux et la constriction spasmodique de l'anus est difficile à vaincre. Ces inconvénients disparaissent avec l'anesthésie. Les résultats les plus satisfaisants dans le traitement des hémorrhoïdes sont donnés. aujourd'hui par la cautérisation à l'aide du fer rougi à blanc, des caustiques potentiels, et par le procédé d'écrasement linéaire de M. Chassaignac. Ce dernier moyen surtout, que nous avons vu fréquemment appliquer, donne des succès supérieurs à tous les autres par ses résultats immédiats comme par l'absence d'accidents consécutifs ; on ne pourrait certainement pas le mettre en usage sans chloroforme. Il en est de même de l'extirpation du rectum à l'aide des procédés ordinaires par dissection, soit en se servant de l'écraseur linéaire, qui encore ici a l'avantage de moins exposer aux dangers de résorption purulente. On avait prétendu que pour les opérations sur l'anus et le rectum, on ne devait pas endormir les malades, parce qu'ils devaient favoriser par leurs efforts la saillie des parties à opérer, et donner ainsi de la facilité au chirurgien. Mais pendant l'insensibilité, il est facile de saisir les

tissus avec des pinces de Museux ou des érignes, et
de les amener suffisamment au dehors. La résolution
musculaire empêche cette contraction spasmodique
instinctive, qui resserre l'anus en empêchant d'agir
aussi sûrement ; ici les parties cèdent au contraire
facilement et viennent se présenter à l'action chirurgicale. La résolution musculaire est encore utile dans
bien d'autres cas, soit pour réduire des chutes du rectum, si fréquentes chez les jeunes enfants, soit pour la
réduction d hémorrhoïdes volumineuses congestionnées
quand l'orifice anal est contracté spasmodiquement ;
soit pour l'extraction de corps étrangers du rectum,
soit enfin pour la recherche et l'extirpation de polypes. Cependant, pour cette dernière opération, il sera
le plus souvent possible de la pratiquer sans difficulté
et sans douleur pour le malade, sans employer le chloroforme. Pour obtenir la résolution des sphincters, il
faut souvent prolonger longtemps les inhalations, ce
qui s'explique par la double origine des nerfs qui se distribuent à ces muscles.

La plupart des opérations qui se pratiquent sur le
vagin et le col de l'utérus, ne provoquent pas ordinairement une douleur bien vive et peuvent être faites sans
l'anesthésie. La cautérisation du col, soit à l'aide des
caustiques chimiques, soit à l'aide du fer rouge, est à
peine ressentie par les femmes. Les avivements néces-
sités par les fistules recto-vaginales ou vésico-vagi-
nales, ainsi que les débridements sur le vagin ou au

pourtour du col utérin, sont très-supportables. Jamais nous n'avons vu M. Jobert, qui est peut-être le chirurgien qui pratique le plus ces sortes d'opérations, employer dans ces cas le chloroforme. La dilatation de la vulve et du vagin, pour permettre le jeu des instruments, est peut-être plus douloureuse que l'opération elle-même. Si les parties sur lesquelles on agit etaient enflammées, la sensibilité serait augmentée et on pourrait alors recourir aux inhalations. La plupart des polypes utérins, à moins qu'ils ne soient très-volumineux ou enflammés, peuvent être extirpés sans douleur vive. L'anesthésie est au contraire de toute nécessité pour l'ablation du col utérin à l'aide de l'écraseur linéaire, que ce soit pour une dégénérescence ou toute autre lésion; ce procédé est encore le moins dangereux par ses suites, sinon le plus facile à appliquer.

Si les opérations sont peu douloureuses dans le vagin, c'est le contraire à l'entrée de ce conduit et sur la vulve, dont la sensibilité est exquise; la conduite à tenir sera donc aussi toute différente. La périnéoraphie, l'extirpation de kystes volumineux des grandes lèvres, exigeront les inhalations. La résolution des muscles du périnée et de l'abdomen est tres-utile pour la réduction du prolapsus du vagin ou de la matrice. Non-seulement le constricteur de la vulve, se resserrant sur les parties, s'oppose à leur réduction, mais les muscles abdominaux pressant sur toute la masse intestinale qu'ils contiennent, transmettent cette pression

aux parties herniées, en s'opposant ainsi à leur réduction. Le contraction musculaire cessant, les organes
peuvent être facilement réduits et maintenus, soit par
un pessaire, soit par un bandage approprié. La *Gazette
médicale* 1853-54 contient un très-bel exemple d'utérus en état de prolapsus à la suite de couches, chez une
femme déjà épuisée, qui fut réduit et suivi de guérison;
tous les moyens de réduction avaient échoué avant l'emploi du chloroforme.

L'application du spéculum a pu, chez certaines
femmes très-sensibles, déterminer de vives douleurs,
des accidents nerveux et des convulsions. M. Chailly
a fait dans ce cas usage du chloroforme, ce qui rend
l'exploration moins douloureuse et plus facile par l'absence de constriction sur l'instrument; ces accidents
se présentent spécialement quand le vagin est enflammé,
ou sur des femmes nerveuses tracassées par des névralgies occupant un grand nombre de nerfs, comme
l'a observé M. Bennett[1].

Dans certaines affections du canal de l'urèthre chez
l'homme, l'anesthésie générale peut recevoir une application utile, non-seulement pour diminuer la douleur provoquée par les opérations, mais encore en
détruisant le spasme des muscles du périnée, qui s'oppose à la manœuvre des instruments. M. Sédillot y a
recours pour de simples cathétérismes exploratifs.

[1] *London Journal of medecine*, 1850.

M. Mackenzie[1] a publié des observations de rétention d'urine avec spasme du col vésical empêchant l'arrivée de la sonde dans la vessie, guérie avec l'aide du chloroforme. M. Courty a démontré les avantages qu'on en pouvait retirer dans certains rétrécissements anciens ou récents. Souvent la contraction spasmodique seule empêche la marche de la sonde, surtout quand les rétrécissements, au lieu d'être fibreux, ne sont que fongueux, mous et dépressibles ; quand l'opération n'occasionne pas de douleur, l'afflux sanguin, la réaction sont moins vives, et le canal peut supporter plus facilement les sondes à demeure pendant un temps variable. Il arrive fréquemment que les malades, après des cathétérismes douloureux, sont pris de fièvre, d'accidents nerveux ou de phénomènes morbides vers le col vésical ; parfois même on a vu survenir des suites funestes à des explorations en apparence fort innocentes. On doit tenir grand compte de l'irritabilité nerveuse des sujets, de la susceptibilité du canal de l'urèthre et des conditions spéciales du malade. L'anesthésie sera donc applicable aux rétrécissements compliqués de coarctation spasmodique infranchissable ou très-douloureuse, aux rétentions d'urine subites tenant surtout au spasme du col vésical, à certains cas d'uréthrotomie ou de cautérisation du canal de l'urèthre. Jamais on ne pratiquera le cathétérisme forcé, ni la ponction

[1] *Monthly Journal of medecine*, 1853.

vésicale, sans avoir essayé si le chloroforme ne facili-
terait pas l'arrivée d'une sonde dans la vessie. Enfin,
nous avons vu que peut-être on pourrait, à l'aide d'injection de vapeurs de chloroforme ou de gaz acide
carbonique, rendre le cathétérisme plus facile et moins
douloureux chez certains malades.

Taille et lithotritie. — La très-grande majorité des
chirurgiens est d'accord pour admettre l'emploi de l'a-
nesthésie dans l'opération de la taille, qui est certainement l'une des plus graves de la chirurgie. On a objecté
que les malades anesthésiés pourraient par des mouvements intempestifs faire dévier l'instrument tranchant
et produire des désordres graves. Cet accident n'ar-
rivera jamais quand le chloroforme sera bien employé,
et qu'on ne tentera pas une opération aussi délicate
sur un malade qui se trouverait encore dans la période
d'excitation anesthésique. On a dit encore que les
parois de la vessie paralysées pouvaient se relâcher
et être pincées par les tenettes, ou bien que si le calcul
était peu volumineux il pouvait tomber vers le bas-
fond de la vessie et ne pas être reconnu par le chirurgien.
Mais il faudrait que l'anesthésie eût été poussée bien
loin pour que la contractilité de la vessie fût détruite;
du reste, si cela arrivait et nuisait à la recherche du
calcul, on pourrait attendre que le réveil du malade
l'eût ramenée. Pour ce qui est de la lésion de la vessie
entre les mors de la tenette, la sensation particulière

donnée par le calcul et les mouvements que l'on pourra imprimer à l'instrument chargé avant de tenter l'extraction, la feront éviter.

M. Guersant a mis en usage avec beaucoup de succès les inhalations de chloroforme chez les enfants. Il fait remarquer qu'avant la découverte de l'anesthésie, il y avait beaucoup plus de dangers pour blesser le rectum, parce que les cris et les efforts contribuaient, en pressant l'intestin, à le rapprocher davantage de la vessie. Cet argument est tout aussi applicable aux adultes, et surtout aux vieillards, dont l'ampoule rectale est bien plus développée que chez les jeunes sujets, et peut par conséquent être lésée plus facilement.

La résolution musculaire, en paralysant l'action des muscles du périnée, favorise beaucoup le temps d'extraction. Quand la tenette chargée traverse la boutonnière faite à travers le périnée, la pression et l'irritation font contracter spasmodiquement les muscles, et nuisent à l'extraction quand le malade n'est pas endormi. Enfin, les résultats de la taille paraissent bien plus favorables quand on a employé l'anesthésie. D'après M. Femwick, on ne perdrait plus que 18 malades pour 100, au lieu de 28, depuis qu'on se sert de ce moyen.

Pour la lithotritie, les inhalations anesthésiques, en supprimant la douleur des manœuvres, les facilitent encore par l'état de résolution musculaire dans

lequel se trouvent les malades. Les contractions spasmodiques des muscles du périnée n'empêchent pas
l'introduction des instruments lithotriteurs, dont le
contact sur une vessie souvent enflammée n'était pas
parfois supportable. On a prétendu qu'on était exposé
à faire de fausses routes ou à pincer les parois de la
vessie, les sensations du malade ne pouvant plus
avertir le chirurgien ; mais un praticien exercé ne sera
pas exposé à commettre ces fautes. Quand on saisit
le calcul, on a la sensation d'un corps rugueux, dur,
dont on entend le choc entre les mors de l'instrument,
et non celle d'une membrane molle. De plus, quand
le corps étranger est saisi, on s'assure, en tournant
le lithotriteur dans tous les sens, qu'il ne contient
pas de tissus vivants. MM. Amussat et Leroy (d'Étiolles) ont employé l'anesthésie pour cette opération.
M. Serre, après l'avoir rejetée d'abord, s'en est ensuite
bien trouvé. M. Leroy en a vanté les avantages quand
les calculs sont contenus dans des vessies à colonnes
charnues très-épaisses, qui peuvent, en se contractant, empêcher de manœuvrer les instruments ou
tenir le calcul enchatonné. Dans ces cas, le chloroforme a pu être utile et permettre d'employer la lithotritie, au lieu de la taille, qui paraissait seule possible, quoique la contractilité de la vessie ne soit bien
évidemment impressionnable que dans l'éthérisme organique. M. Amussat avait proposé d'abord de s'en
servir seulement pour la recherche et le broiement du

calcul; mais le premier temps, c'est-à-dire le cathétérisme et l'injection d'eau dans la vessie étant souvent le plus douloureux, il vaut mieux y avoir recours
de suite. Presque toujours les séances de lithotritie,
quand on ne chloroformise pas les malades, sont suivies d'une réaction plus ou moins violente et parfois
de troubles nerveux. Ces accidents sont rares après
l'usage du chloroforme.

Ces observations avaient été faites presque dès le
début de l'éthérisation [1] ; plus tard elles furent confir-
mées. On a encore l'avantage de décider ainsi à l'opération des malades qui ne l'auraient jamais acceptée
s'ils avaient dû souffrir. M. Bouisson n'admet guère
l'anesthésie pour la lithotritie, que quand il y a des
complications; M. Serre lui reconnaît, entre autres
avantages, d'empêcher les mouvements intempestifs,
et la conseille surtout pour cela chez les enfants. Autrefois on préférait toujours la taille à la lithotritie,
chez ceux-ci, à cause de leur indocilité, des contractions qui empêchaient l'injection de rester dans la
vessie, de l'étroitesse du canal de l'urèthre pour passer
les instruments. Maintenant ces inconvénients disparaissent ; on peut donner aux lithotriteurs un calibre
assez résistant, surtout chez les petites filles, dont
l'urèthre est très-dilatable; la lithotritie est toujours
moins dangereuse que la taille. M. Civiale [2] trouve

---

[1] Bulletin de thérapeutique, 1847.
[2] Bulletin de l'Académie de médecine, 1858.

qu'on abuse des anesthésiques dans le traitement des maladies des organes urinaires. A part la cystotomie, l'urétrotomie externe et quelques autres opérations assez rares, il croit que le chloroforme peut être dangereux en amenant des méprises. Il préfère détruire peu à peu l'irritabilité du canal de l'urètre et de la vessie par la lithotritie, en leur faisant subir un traitement préparatoire, qui consiste à passer successivement des sondes en cire dont on augmente peu à peu le volume. Les séances de lithotritie seraient alors suivies de moins d'accidents. Si cette précaution peut avoir une grande utilité, elle ne pourra cependant jamais être substituée à l'anesthésie; si on doit blesser la muqueuse, on ne pourrait guère s'y opposer sans anesthésie, quand les contractions de la vessie viennent la propulser entre les mors de l'instrument. Le chloroforme empêche encore les convulsions, les accidents nerveux, les attaques hystériformes, comme M. Bouisson en cite un exemple. Nous avons vu MM. Guersant, Velpeau, Robert, Verneuil, l'employer avec succès sur plusieurs malades. Les avantages de l'anesthésie, appliquée à la lithotritie, sont donc de rendre étrangers à l'opération les malades qui analysent leurs souffrances, qui ont perdu courage; de faciliter les manœuvres par la distention plus complète de la vessie, l'immobilité des opérés; de prévenir les accidents nerveux et inflammatoires provenant surtout du retentissement de la douleur. Les inconvénients sont : la répugnance aux anesthésiques, l'agitation d'un sommeil incomplet, le danger de léser la vessie.

Amputations. — Les amputations et les résections sont certainement les opérations de la chirurgie qui indiquent davantage l'emploi de l'anesthésie, tant à cause de l'intensité et de la durée des douleurs qu'elles provoquent qu'à cause de l'état moral des malades, qui acceptent bien plus volontiers l'idée du sacrifice d'un membre quand ils savent ne devoir pas souffrir. Lallemand avait cru qu'en coupant les muscles dans la résolution, on était exposé à la conicité du moignon. Il nous semble au contraire que la rétraction se faisant uniquement par les mains d'un aide, en dehors de toute influence vitale, on peut parfaitement conserver toute la quantité de tissus que l'on juge utile. Sans anesthésie, la rétraction inégale des diverses couches de muscles peut parfois tromper l'opérateur quand elle se fait sous le couteau. Le chirurgien ne craint plus la douleur pour son malade, il peut tailler ses lambeaux à loisir, les sculpter, comme le conseille M. Guérin [1], de dehors en dedans, pour arriver sûrement à un bon résultat. Il n'est plus nécessaire d'observer la règle de ne jamais couper deux fois les mêmes troncs nerveux encore en communication avec les centres, de peur de déterminer une double douleur. Les muscles,

[1] Éléments de chirurgie opératoire, 1855.

ne se rétractant pas , n'entraînent plus les vaisseaux dans leurs interstices et les ligatures sont plus faciles. On pourrait être exposé à lier les nerfs pour des artères, la douleur n'avertissant plus le chirurgien ; mais avec de l'attention on ne sera pas entraîné à cette erreur.

Nous avons remarqué bien souvent les résultats peu avantageux fournis par les amputations à lambeaux obtenus par transfixion pendant l'anesthésie. Constamment les muscles sont coupés trop bas , relativement à la peau , et pendent en dehors d'elle. Quand on veut réunir après le réveil du malade , la rétraction est insuffisante et l'on est forcé de refouler le tissu musculaire dans la plaie, au fur et à mesure qu'on en affronte les bords. Nulle part nous n'avons vu signalé cet inconvénient des procédés par transfixion pendant l'anesthésie ; évidemment cet excès de muscles doit nuire à la cicatrisation, Quand on veut les employer, il serait bon , en règle générale , de commencer par tailler le lambeau cutané à l'extérieur, de couper les brides en laissant la peau se rétracter suffisamment ; puis, traversant les muscles à la base du lambeau cutané , de les couper au niveau de l'endroit où la peau s'est rétractée. De cette façon on éviterait sûrement un excès de tissu musculaire dans les lambeaux. On ne doit jamais commencer l'opération avant que la résolution musculaire soit obtenue ; on maintient l'opéré dans cet état jusqu'à ce que la partie malade soit enlevée. On peut pour les ligatures et l'application des sutures

diminuer les inhalations, les douleurs que provoquent
ces temps de l'opération étant peu intenses. Cependant,
quand les malades se plaignent, on entretient un état
de somnolence qui n'est plus l'anesthésie complète.

Nous avons déjà vu combien les suites de ces
grandes operations sont plus favorables après l'anesthésie. On évite aux opérés, outre l'ébranlement nerveux, la brusque impression produite par l'ablation
d'une portion considérable du corps, dont les fâcheux
effets ont été signalés de tout temps par les chirurgiens. Aujourd'hui on sauve les trois quarts des amputés de cuisse, et les cinq sixièmes des amputés de
jambe, de bras et d'avant-bras ; autrefois, d'après les
statistiques de M. Femwick [1], on perdait 37 pour 100
dans le premier cas, et 22 pour 100 dans le second.
M. Simpson, en prenant la moyenne des statistiques
recueillies par lui dans les hôpitaux d'Angleterre, de
Paris, et la collection de M. Philips, a montré qu'il
mourait environ 40 pour 100 des malades qui avaient
subi de grandes amputations, avant l'emploi de l'anesthésie. Le nombre des morts se serait réduit à 23 pour
100 après l'usage des inhalations. C'est donc 17 malades pour 100 de plus qui devraient la vie à ce moyen.
Pour les amputations de cuisse en particulier, la proportion des morts en moyenne avant les inhalations
était de 46 pour 100 ; elle s'est réduite après à 25

[1] *Monthly Journal of medecine*, 1848.

pour 100. Ce résultat est encore plus considérable , puisqu'on arrive ainsi à guérir 21 individus de plus sur un chiffre très-limité. Sans être aussi brillants que ceux annoncés par M. Simpson , les chiffres publiés par MM. Roux, Sédillot, Bouisson , Alquié , Serre , Malgaigne, Burguières , Simonin, etc., ont cependant une très-grande signification par le bien plus grand nombre de guérisons qu'ils présentent, qu'avant l'usage des anesthésiques. D'après des statistiques récentes de M. Femwick [1], la mortalité n'aurait pas notablement changé depuis l'usage du chloroforme pour les grandes amputations , mais cependant il en croit l'usage avantageux. M. Arnott attribuerait 8 morts pour 100, de plus, à l'action déprimante et débilitante du chloroforme, qui prédisposerait à la pyoémie et aux autres accidents graves consécutifs aux grandes opérations. Ces résultats ont été combattus par M. Femwick, qui reproche à M. Arnott de n'avoir pas tenu compte de plusieurs circonstances étrangères au chloroforme pouvant avoir amené ces accidents.

Nous ne pensons pas, comme l'a conseillé M. Bouisson, qu'on doive plutôt donner la préférence à l'éther pour les amputations les plus graves, comme les désarticulations de cuisse, de bras ou les amputations doubles. Les guérisons, dans ces cas, tiennent à des circonstances tout exceptiennelles, en présence des-

[1] Gazette médicale, 1858.

quelles le choix de l'anesthésique ne doit avoir qu'une influence minime. Si on craignait que le malade ne fût exposé à une syncope, soit par une trop grande perte de sang, soit par d'autres circonstances, il vaudrait mieux ne pas pousser trop loin l'anesthésie ou ne pas s'en servir du tout. A notre avis, cependant, ce dernier cas devrait être l'exception ; une fois nous avons pratiqué l'amputation des deux cuisses, et il nous est arrivé assez fréquemment de voir enlever deux membres sur le même individu sous l'influence du chloroforme, sans qu'il en soit résulté d'accidents immédiats. Ici la perte de sang n'est jamais très-considérable quand la compression est bien faite: mais pour la désarticulation de la cuisse, le malade perd toujours beaucoup de sang, et nous estimons que les conditions sont alors plus mauvaises, de peur d'une syncope. Nous ferons remarquer toutefois que cet accident si redouté ne s'est cependant pas montré chez les blessés que nous avons vus subir de doubles amputations, quoiqu'ils aient déjà perdu beaucoup de sang et qu'ils fussent sous l'impression de la commotion produite par les projectiles de guerre. L'hémorrhagie, plus considérable dans les désarticulations de cuisse, a encore une influence fâcheuse sur les résultats ultérieurs ; l'avantage que présente la statistique de M. Bouisson de deux amputations doubles de cuisse menées à guérison après l'emploi de l'éther, contre un succès sur cinq pour des désarticulations de cuisse après le chloroforme, ne tient-il pas à cette circonstance ?

Hernies étranglées.—MM. Mayor, Morgan, Wright, Guyton, ont employé le chloroforme dans les hernies étranglées, dans le double but d'obtenir plus facilement la réduction, si elle est possible, par la résolution des muscles abdominaux qui en se contractant forment au collet du sac l'effet d'une boutonnière sur l'anse d'intestin herniée, soit pour obtenir l'insensibilité si l'on est forcé d'opérer. Les malades sont parfois dans un état physique tel, surtout quand la hernie est étranglée depuis plusieurs jours, qu'ils ressentiraient bien peu de douleur par l'opération, mais on doit toujours donner le chloroforme pour essayer si ce moyen ne favoriserait pas la réduction. Les avantages de la résolution musculaire étaient tellement reconnus, qu'avant la découverte de l'anesthésie on tentait de l'obtenir à l'aide de divers moyens, comme l'opium et la saignée poussée jusqu'à la syncope. Les inhalations sont infiniment préférables ; si on ne peut réduire sous leur influence, on doit opérer immédiatement pour ne pas faire courir aux malades la chance d'une seconde anesthésie. Il y a parfois un tel état de prostration, qu'il pourrait être dangereux de donner le chloroforme; du reste, dans ces cas, la sensibilité des patients est bien obtuse s'il y a nécessité d'opérer ; le plus souvent alors l'étranglement est ancien, il s'est formé des adhérences entre le sac et l'intestin, dont les parois épaissies, infiltrées, ne pourraient plus par le taxis franchir une ouverture qu'elles remplissaient déjà presque entièrement quand elles étaient saines. M. Guyton[1] fait remarquer qu'avant que ces lésions secondaires se soient produites, les gaz contenus dans l'anse intestinale herniée, la contraction des muscles abdominaux et le degré de largeur de l'ouverture par laquelle s'est faite la hernie, sont les principaux obstacles à sa réduction. Il faut y ajouter, comme l'indique M. Malgaigne, la congestion de la partie herniée. Dans les épiploïdes, l'épiploon forme une tumeur solide, dure, qui ne saurait diminuer subitement; si ses dimensions sont exagérées par rapport au collet du sac, le chloroforme n'agira pas avec autant de facilité que pour les entérocèles, dont les gaz peuvent facilement disparaître. Les entéro-épiplocèles seront plus ou moins bien réductibles selon la prédominance de l'un ou l'autre élément. Dans les hernies qui apparaissent subitement, on aura plus de chances de réussir que pour les hernies anciennes, dont l'irréductibilité peut exister depuis longtemps. Mais, dans ce cas-là même, on doit encore tenter la réduction, parce que quelquefois les signes d'étranglement proviennent de nouvelles portions étranglées derrière ces anciennes hernies, non-seulement par le collet du sac ou les anneaux fibreux, mais encore par des brides fibromembraneuses, ou une perforation de l'épiploon. Quand il existe des adhérences encore récentes, que

[1] Archives générales de médecine, 4e série, tom. XVIII.

les tuniques intestinales n'ont pas subi de trop grandes modifications qui puissent faire craindre des perforations, ne pourrait on pas, en malaxant doucement la tumeur méthodiquement, détruire ces brides de nouvelle formation et obtenir la réduction?

Le chloroforme a donc ici pour avantage de supprimer la douleur et d'abolir la contraction des muscles abdominaux, qui tend, par la pression qu'elle exerce sur les intestins, à faire sortir de l'abdomen les organes qui s'y trouvent contenus. On réussira pour l'entérocèle plus facilement que pour l'épiplocèle; on échouera, s'il existe de trop fortes adhérences ou si les tuniques intestinales sont très-épaissies.

Fractures, luxations; directions vicieuses des membres. — L'usage du chloroforme pour réduire les fractures est tout à fait exceptionnel. En général, la manœuvre de la réduction n'est pas assez douloureuse, ni les contractions musculaires assez énergiques pour empêcher de l'effectuer. On a pu cependant l'appliquer utilement pour réduire certaines fractures obliques du fémur ; M. Bouisson le conseille si la lésion des os et des parties molles déterminait des phénomènes spasmodiques ou convulsifs. Nous croyons qu'il y aurait grand avantage à s'en servir dans les fractures avec issue des fragments à travers les téguments, quand les muscles formant boutonnière sont contractés convulsivement sur ces fragments, de façon à rendre la réduction parfois si difficile qu'on est forcé de réséquer ce qui se trouve à l'extérieur, ou de faire des débridements. On peut, en évitant la résection, conserver au membre toute sa longueur. Dans les cas où les fragments sont engrenés dans une position vicieuse et retenus par la contraction des muscles, on pourra également, pendant la résolution musculaire, les ramener dans leurs rapports normaux sans provoquer de douleur. M. Bouisson donne le conseil d'appliquer la méthode d'inhalation brusque du chloroforme dans certains cas, pour obtenir plus complètement la résolution; mais nous n'oserions le suivre dans n'importe quelle circonstance.

La réduction des luxations récentes a pour principal obstacle le spasme musculaire ; les os et les ligaments jouent un rôle secondaire ainsi que la pression atmosphérique, qui a été aussi accusée dans quelques cas. Pour les luxations anciennes, ce sont les adhérences fibreuses et les ligaments de nouvelle formation qui forment les principales difficultés à la réduction. Autrefois, tous les efforts des chirurgiens tendaient à obtenir cette résolution musculaire, si facile aujourd'hui avec le chloroforme. Dupuytren l'obtenait par surprise en apostrophant ses malades ; A. Cooper cherchait à amener la syncope par la saignée, les bains chauds, l'émétique à dose nauséeuse; d'autres praticiens avaient conseillé l'ivresse ou l'opium; Percival Pott rendait la force musculaire moins intense, en mettant les membres dans la demi-flexion. Bichat et Rist comprimaient l'artère principale du membre; Moor comprimait les gros troncs nerveux; Dunal exerçait une compression sur le membre en entier. Mais le plus souvent ces moyens échouent, car les muscles, déplacés, contus, irrités par les extrémités articulaires logées dans les parties molles, se contractaient convulsivement en dehors de la volonté des malades. Le plus souvent, l'effort musculaire ne cédait qu'à des tractions prolongées faites avec une force considérable et pouvant amener des délabrements très-graves, soit qu'elles ne fussent pas faites dans une bonne direction, soit que le spasme musculaire cédant tout à coup, l'effet des tractions dépassât le but. Il se faisait des contusions, des ecchymoses, des déchirures de la peau à l'endroit où portaient les lacs extenseurs, comme M. Malgaigne[1] en cite des exemples. Parfois, il survenait des ruptures de muscles, de vaisseaux, de nerfs, surtout aux environs du siége de la luxation, où se fait l'effort le plus violent. MM. Bérard, Denonvilliers, Malgaigne, ont même eu des fractures de l'humérus et du fémur pendant des tentatives de réduction. Ce dernier chirurgien, Flaubert, Verdue, Bell, ont vu des déchirures de l'artère axillaire; J.-L. Petit, Monteggia, Gerdy, des déchirures du grand pectoral, du biceps, des muscles de la région pelvitrochantérienne. D'autres fois, on a vu se produire

[1] Traité des fractures et des luxations, 1855.

des anévrysmes ou des gangrènes, ainsi que Waren, Michaux, Leudet en citent des exemples. Delpech, réduisant une luxation scapulo-humérale avec dix aides, vit son malade mourir pendant l'opération. M. Flaubert (de Rouen), dans une opération semblable avec dix-huit aides, provoqua un arrachement des quatre dernières racines du plexus brachial. Dans la plupart de ces cas malheureux, les luxations n'étaient pas récentes; par conséquent, le spasme musculaire n'était pas le principal obstacle à la réduction. Aujourd'hui, pendant l'insensibilité, quand les adhérences ne sont pas encore fortement organisées, on pourrait, comme l'indique M. Maisonneuve, avant de tenter la réduction, faire des mouvements dans tous les sens, des tractions modérées, pour rompre le plus possible les brides fibreuses qui s'opposent à ce que les parties articulaires reprennent leurs rapports normaux. Du reste, c'est le procédé ordinaire des rebouteurs, de ce curé «grand »rhabilleur d'os rompus ou disloqués, qui saisissait » le membre par le milieu de ses deux mains entre- »lacées et l'agitait en tout sens, jusqu'à ce qu'il fût »rentré dans sa cavité.» Dans les luxations récentes, outre les douleurs que ces manœuvres provoquent, elles occasionnent des ruptures de vaisseaux, de nerfs, de fibres musculaires, augmentent l'épanchement sanguin dans l'articulation, l'irritation de toute la partie malade, et par conséquent retardent la guérison en la rendant souvent plus incomplète.

Un des triomphes des anesthésiques est la réduction
des luxations récentes. On est vraiment étonné de la
facilité avec laquelle cette réduction s'opère, même
chez les individus les plus vigoureusement musclés.
La question du diagnostic n'a pas même ici une grande
importance, car quelle que soit la variété de la luxation, en exerçant une traction très-modérée sur les
membres dans divers sens, en commençant par celui
que l'on suppose devoir faciliter la réduction, on par-
vient très-vite à un bon résultat. Il nous est arrivé
d'avoir à réduire plusieurs luxations scapulo-humérales
et une luxation de l'astragale à l'aide du chloroforme;
toujours nous y sommes parvenu avec une facilité surprenante. M. H. Larrey en France, et M. Parckmann
en Amérique, sont les premiers qui conseillèrent
l'emploi des anesthésiques pour les luxations. Après
eux MM. Velpeau, Robert, Bouchacourt, s'en servirent
avec avantage et la pratique s'en répandit rapidement.
M. Nélaton, pour les luxations de l'épaule, attache le
malade sur une chaise de façon à le renverser immédiatement s'il survenait quelque accident. La position
assise étant dangereuse et la réduction étant tout aussi
facile à obtenir dans la position horizontale, on ne
voit pas pourquoi on ne préférerait pas cette dernière.
Il est rare que les ligaments s'opposent à la réduction,
cependant ils peuvent s'interposer entre les surfaces
articulaires. C'est à cette cause qu'on attribuait les
difficultés dans la réduction des luxations du pouce,

11

que M. Demarquay [1] attribue à la constriction de la
tête du premier métacarpien entre les deux portions
tendineuses du court fléchisseur, et contre laquelle il
conseille la ténotomie. Cela peut avoir lieu également
pour les capsules fibreuses, qui déchirées agissent à la
manière de boutonnières sur le col des os. L'anesthésie
ne peut rien contre ces causes d'irréduction ; mais elle
facilite toujours la réductibilité en détruisant la résistance musculaire. Les inhalations doivent être prolongées assez pour la détruire ; si on essayait la
réduction pendant la période d'excitation, on aurait
peut-être encore plus de difficultés que quand le malade est éveillé. Souvent on réussira avec le chloroforme, alors que plusieurs tentatives auront échoué
sans ce moyen. Dans quelques luxations incomplètes
ou complètes, surtout chez des individus qui se luxent
très-fréquemment un os, on pourra facilement réduire
sans chloroforme et sans douleur. J'ai vu à l'hôpital de
Rochefort un cordonnier qui se luxait l'épaule toutes
les fois qu'il levait la main sur sa femme, ce qui n'était
pas rare ; ils arrivaient alors tous les deux tout éplo-
rés, et le même chirurgien avait l'habitude de réduire
la luxation par le procédé du talon placé dans l'aiselle,
sans provoquer de vives douleurs.

Dans les luxations compliquées du fracture, surtout
quand cette dernière siégeait près des surfaces articu-

[1] Mémoires de la Société de chirurgie.

laires, il était le plus souvent impossible de réduire immédiatement ; on était forcé d'attendre que la fracture se fût consolidée, ce qui se faisait ordinairement d'une manière irrégulière, avant de chercher à réduire la luxation. Pendant l'anesthésie, la contraction musculaire ne s'opposant plus à la réduction du fragment luxé, il sera assez facile de le remettre en place. M. Richet [1], qui a publié sur ce sujet un mémoire remarquable, procède par refoulement pour obtenir ce résultat. Il cite plusieurs observations qui prouvent que les luxations de l'humérus et du fémur avec fracture peuvent et doivent être réduits de suite. On rend ainsi la fracture simple et on la traite par les moyens ordinaires. En refoulant directement la tête dans la cavité, on n'éprouve d'obstacles que par la présence des tissus fibreux, la contraction musculaire n'existant plus; l'extension ne servirait à rien, puisque le levier est trop court pour qu'on puisse agir directement sur lui.

Dans les fausses ankyloses, quand il s'est fait des adhérences entre les tissus blancs extra-articulaires et la séreuse; que les cartilages sont ramollis, les mouvements forcés sont nécessaires, si on ne veut voir le membre s'ankyloser complètement. Il en est de même pour les inflammations chroniques des articulations, certaines tumeurs blanches peu avancées, les luxations compliquées réduites. Les premiers mouvements

[1] Mémoires de la Société de chirurgie.

passifs sont tellement douloureux, qu'il n'est possible
de les exécuter qu'à l'aide du chloroforme. Le chirurgien, n'éprouvant plus d'obstacles de la part du malade, apprécie mieux la nature et l'étendue de la lésion,
d'après la résistance qu'il éprouve, et mesure. mieux
la force dont il fait usage. Il est parfois utile de faire
précéder les mouvements par le massage, ce qui dispose mieux les muscles contracturés à se laisser distendre. M. Gosselin [1], sur un jeune homme atteint de
deux ankyloses du fémur avec le bassin, qui ne pouvait ni s'asseoir ni marcher, rompit les adhérences
avec un bruit tellement fort, qu'il crut avoir rompu le
fémur. La douleur consécutive céda au repos. Les adhérences se reformèrent et on recommença sept fois en
dix-huit mois pour chaque côté. A la suite de ces
manœuvres, qui ne furent pas suivies d'accidents, il
y eut une notable amélioration ; elles n'eussent guère
été praticables sans une anesthésie complète.

On réussit parfois à réduire les luxations anciennes,
après des sections musculaires sous-cutanées, comme
les ont employées avec succès MM. Dieffenbach, Bonnet,
Maisonneuve, Gerdy et Bouvier ; les muscles sont là
dans un état de contracture chronique ; souvent leur
tissu est devenu fibreux. Il serait impossible d'arriver
à replacer les os à leur place naturelle par une extension forcée, même à l'aide de mouffles. Dans ces cas,

[1] Bulletin de la Société de chirurgie, 1858.

on emploie le chloroforme pour éviter la douleur des
sections sous-cutanées et des tractions consécutives.
Il convient aussi pour le traitement que M. Bonnet [1]
applique aux luxations spontanées. Les malades affec-
tés d'arthrites chroniques amenant des luxations, tiennent habituellement leurs membres dans une position
vicieuse, ordinairement la flexion jointe à l'abduction
ou à l'adduction, suivant les cas et les articulations.
Le moindre mouvement leur occasionne de vives douleurs; les muscles finissent par se contracturer; il se
forme des brides fibreuses et des adhérences nouvelles. M. Bonnet, avec ou sans l'aide de la ténotomie,
réduit ces positions vicieuses, place les membres dans
l'extension, qu'il maintient à l'aide d'un appareil ina-
movible particulier appliqué avec grand soin, sous lequel il emploie même quelquefois des révulsifs potentiels.
Il obtient par ces moyens des guérisons inespérées.
D'après M. Bouvier, pour la coxalgie en particulier,
les positions vicieuses sont entretenues par la contraction musculaire, la rétraction, le raccourcissement des
ligaments, les adhérences des surfaces osseuses. Après
l'emploi du chloroforme, toute résistance ne cède donc
pas toujours; et s'il y a une véritable rétraction des
muscles, la ténotomie est indispensable pour permettre
la réduction. MM. Bouvier et Michon reconnaissent que
la réduction des positions vicieuses des membres à

[1] Bulletin de la Société de chirurgie, 1858.

l'aide du chloroforme, a pour résultat habituel de faire
disparaître les douleurs et, par conséquent, de mettre
les malades dans de bien meilleures conditions pour
guérir; mais ils pensent que l'extension sera mainte-
nue plus certainement avec des appareils mécaniques
que par le bandage de M. Bonnet. M. Legouest, dans
une luxation ovalaire, suite de coxalgie, a pu rompre
les adhérences à l'aide de mouvements dans tous les
sens, et obtenir de l'amélioration, après avoir maintenu le membre dans une meilleure direction. Mais il
n'est pas toujours possible d'arriver à ce résultat, et la
ténotomie est parfois indispensable.

Le chloroforme, outre l'avantage de supprimer la
douleur dans toutes ces manœuvres, qui ne seraient
guère applicables sans lui, surtout chez des malades
très-affaiblis, sert encore à faire distinguer la contraction musculaire de la véritable rétraction. Dans le premier cas, la ténotomie est inutile ; elle est nécessaire
dans le second. Dans un cas de valgus avec saillie des
tendons péroniers, chez une petite fille de treize ans,
que nous avons eu l'occasion d'observer dans le service de M. Guersant, M. Bouvier annonça que si, sous
l'influence du chloroforme, la réduction se faisait, il y
avait contraction simple des péroniers, et que les ma-
chines amèneraient la guérison ; tandis que si elle ne
se faisait pas, il y avait rétraction, et qu'il fallait faire
précéder de la ténotomie l'application des appareils. La
première supposition s'étant vérifiée, le traitement in-

diqué suffit également, en moins d'un mois, pour faire disparaître la difformité.

ANESTHÉSIE OBSTÉTRICALE.

—

> C'est le devoir du médecin, non-seulement de guérir les maladies, mais d'adoucir les souffrances et les douleurs.   BACON.

Longtemps on considéra la douleur, dans l'accouchement, comme un phénomène naturel et indispensable à l'accomplissement régulier de ce grand acte. On pensait que la femme devait être avertie et sollicitée par la douleur, pour diriger et aider volontairement ce phénomène. Aujourd'hui encore il est difficile de faire accepter qu'il puisse en être autrement, même par la partie la plus intelligente du public. Cependant les cas d'accouchements sans douleurs, chez des femmes idiotes, en léthargie, en état d'ivresse, etc., sont communs dans la science. Haller et les médecins légistes admettent parfaitement qu'une femme, dans certains cas, peut accoucher à son insu. Ollivier [1] cite le cas d'une femme dont la moelle épinière avait été détruite par une collection d'acéphalocystes, chez laquelle l'ac-

[1] Traité de la moelle épinière, pag. 784.

couchement se fit sans souffrances. On doit à Nasse une observation analogue après une fracture des ver-tèbres cervicales.

Lamotte et Smellie ont signalé le même fait chez des femmes également atteintes de paraplégie. Deneux a vu, à l'hôpital d'Amiens, une femme en état d'ivresse accoucher sans qu'elle en ait conscience. M. Chailly[1] a publié une observation analogue, pour une femme plongée dans un état comateux d'éclampsie. Ne sait-on pas que, chez quelques tribus sauvages, l'accouchement se fait presque sans douleur, qu'il en est de même chez certaines femmes à bassins larges ou portant de très-petits fœtus? Les femmes qui ont eu plusieurs enfants, celles dont le système nerveux est peu impressionnable, comme quelques femmes des champs, peuvent parfois accoucher sans beaucoup souffrir.

La douleur, pour être habituelle dans l'accouchement, n'est donc pas absolument nécessaire. Si, modérée elle peut engager les femmes à favoriser les contractions utérines, plus souvent quand elle est exagérée elle nuit à la marche du travail, dont elle augmente la longueur. Quoique les contractions utérines ne soient pas sous l'influence de la volonté, on a vu une émotion morale ou une volonté énergique suffire pour les arrêter; l'arrivée de l'accoucheur a souvent pour effet de les suspendre ou de les rendre moins

[1] Union médicale, 1852.

fortes. Or, comme la douleur se produit au moment
de la contraction, les femmes font tous leurs efforts
pour la retarder, et rendent ainsi le travail plus long.
D'un autre côté, pendant la première période, la douleur se fait ressentir surtout au col, comme Mme Boivin
l'a observé sur elle-même, et comme l'explique la
présence en cet endroit des deux ordres de nerfs spi-
naux et ganglionnaires. Cette douleur, cette irritation
produite par la dilatation forcée du col provoque, par
action réflexe, la contraction de ses fibres, et par suite
l'accouchement est retardé [1]. Peut-être aussi que les
déchirures fréquentes du col proviennent de l'effort
produit sur un orifice resserré convulsivement, par
suite de la douleur. Il est du reste avéré que, plus la
première période est douloureuse, plus elle se pro-
longe.

Les douleurs de l'accouchement sont certainement
comparables à celles des opérations chirurgicales; elles
peuvent, quand elles sont trop prolongées, jeter les
femmes dans un état de prostration et d'épuisement
nerveux qui peut leur devenir funeste. D'après l'expérience de plusieurs accoucheurs, dit M. Bouisson[2],
il n'est peut-être pas de cause de mort plus certaine
que la douleur. Comme la quantité de douleur est en
raison directe de la longueur du travail, on peut voir

[1] Michel; thèse inaugurale. Paris, 1855.
[2] Ouvrage cité, pag. 470.

combien les effets en sont funestes, à mesure qu'ils sont plus prolongés. Ainsi M. Collins, sur 7,050 accouchements ayant duré deux heures, ne perdit que 22 femmes, c'est-à-dire 1 sur 321 ; tandis que sur 452 accouchements qui se prolongèrent pendant vingt heures, 42 de ses malades moururent, ce qui fait une mortalité de 1 sur 11. M. Simpson a puisé dans l'ouvrage du même auteur les résultats suivants, prouvant combien le danger augmente avec la longueur du travail.

Plus de 36 heur.	de 25 à 36 heur.	de 13 à 24 heur.
1 sur 6	1 sur 17	1 sur 26
de 4 à 6 heures	de 2 à 3 heures	de 1 heure
1 sur 134	1 sur 231	1 sur 322

Le nombre total des accouchements ayant servi à établir cette statistique était de 15,850, et celui des décès de 138.

On a dit que, dans ces résultats, on n'avait pas tenu compte des causes qui avaient retardé le travail et qui, aussi bien que la douleur, avaient pu amener des résultats funestes ; mais si les causes mécaniques peuvent avoir leur importance, les causes vitales, et spécialement la douleur, exercent également leur fâcheuse influence. Ajoutons qu'en dehors des résultats immédiats, les accidents consécutifs sont toujours d'autant plus graves, que le travail s'est prolongé davantage. La mortalité pour les enfants s'élève aussi avec la longueur du travail ; si donc la douleur est assez fréquemment une cause de retard pour l'accouchement, l'enfant de même que la mère aura plus à souffrir. M. Simpson a établi comme il suit les chances de mort du fœtus, d'après la longueur du travail :

Plus de 36 heur.   de 25 à 36 heur.   de 13 à 24 heur.

1 sur 2   1 sur 3   1 sur 11.

de 3 à 6 heures   de 1 à 2 heures

1 sur 18   1 sur 20.

Les conséquences de la douleur dans les accouchements étant à ce point fâcheuses pour la mère et l'enfant, quand apparut la découverte des inhalations d'éther, on ne devait pas tarder à en faire l'application à l obstétrique.

C'est M. Simspson (d'Édimbourg) qui le premier employa l'éther (17 janvier 1847) pour une version, ensuite pour des accouchements laborieux ; enfin, on étendit plus tard l'emploi aux accouchements naturels. Le 10 février de la même année, il présentait à la Société médicale d'Édimbourg un rapport qui se terminait par les conclusions suivantes :

1º L'inhalation de l'éther met les femmes en couches plus ou moins à l'abri de la douleur qui accompagne le travail ;

2° Ce moyen ne diminue pas la force ni la régularitté des contractions utérines ;

3° Loin de là, l'éthérisation augmente plutôt l'intensité et le nombre des contractions, surtout si l'on y joint le seigle ergoté ;

4° Après la délivrance, les contractions utérines sont également dans l'état normal ;

5° Les contractions auxiliaires des muscles abdominaux ne perdent pas de leur énergie pendant l'éthérisation, elles augmentent au contraire si l'on a soin de frictionner l'abdomen ;

6° L'éthérisation met les femmes non-seulement à l'abri de la douleur, mais aussi jusqu'à un certain point à l'abri des accidents nerveux qui compromettent si souvent l'existence de la mère et celle de l'enfant ;

7° Enfin, l'éthérisation ne paraît avoir aucun inconvénient pour ce dernier.

Presque aussitôt, la nouvelle méthode fut acceptée avec enthousiasme en Angleterre. « Maintenant, s'écrie » M. Forbes, grâce à cette merveilleuse découverte de » l'anesthésie, les mères des générations futures n'en» fanteront plus dans les tortures du travail sur une » couche où elles ne donnent souvent la vie qu'au » péril de la leur, mais au milieu des songes élyséens » sur un lit d'asphodèle. » Protheroe Smith la mit en pratique à Londres ; Murphy, Landsowne suivirent son exemple. En France, vers la même époque, M. Fournier-Deschamps l'employait avec succès pour une application de forceps, M. Brouzet (de Nimes) pour une version. M. Velpeau, dans la séance de l'Académie des sciences du 1er février 1847, avait entrevu déjà tout le parti qu'on pourrait tirer de l'application de l'anesthésie aux accouchements ; M. P. Dubois, quelques jours plus tard, présentait à l'Académie de médecine un rapport résumant ainsi ses expériences :

1° Les inhalations d'éther peuvent prévenir la douleur dans les opérations obstétricales ;

2° Elles peuvent suspendre les douleurs physiologiques de l'accouchement ;

3° Elles ne suspendent ni les contractions utérines ni les contractions des muscles abdominaux ;

4° Elles affaiblissent la résistance du périnée ;

5° Elles n'ont pas paru agir défavorablement sur la santé et la vie de l'enfant.

En lisant ces conclusions, ne semblerait-il pas qu'il ne reste plus qu'à propager et à vulgariser un moyen qui, en supprimant les douleurs de l'accouchement, sans nuire ni à la mère ni à l'enfant, favorise plutôt qu'il ne retarde le travail? Malgré tous ces avantages, M. Dubois, encore aujourd'hui, le réserve, dans les accouchements laborieux, à certains cas très-limités de la pratique obstétricale. De nouveaux succès pour des accouchements naturels ou laborieux ne tardèrent pas à être publiés par MM. Stolz (de Strasbourg), Delmas (de Montpellier), Villeneuve (de Marseille), J. Roux (de Toulon), Colrat (de Lyon), Chailly (de

Paris) ; en Allemagne, par Hammer, Jungmann,
Siébold ; en Amérique, par Chauning, Putnam,
Clarke, etc. Aussitôt la découverte du chloroforme,
le nouvel agent remplaça l'éther et donna des résultats encore plus brillants. Au bout de peu de temps ,
l'anesthésie par le chloroforme, dans les accouchements, devint une pratique presque générale en Angleterre. Au dire de Simpson, on ne ferait plus un seul
accouchement à Vienne et à Wurtzbourg, soit dans
les hôpitaux, soit en ville, sans employer le chloroforme. Les Américains en firent aussi un usage peut-
être abusif.

Dans le courant de l'année 1849, M. Murphy[1] ré-
suma dans un beau travail tous les mémoires et faits
connus de l'usage de l'anesthésie dans les accouchements. Lui-même y avait eu recours pour huit accouchements naturels et treize opérations obstétricales.
Ses conclusions sont complètement d'accord avec celles
de MM. Simpson et Dubois :

1° A moins d'être donné à très-fortes doses et à
moins que les femmes soient très-sensibles à l'action
de l'anesthésie, le chloroforme ne détruit jamais la
force contractile de l'utérus ;

2° L'on peut obtenir tous les effets du chloroforme
sans paralyser l'utérus. Les douleurs peuvent se succéder rapidement ou même cesser momentanément,

[1] *Monthly Journal*, 1849.

sans que pour cela le travail en éprouve un mal ; car alors, du moment où l'on cesse le chloroforme, les contractions utérines reparaissent plus fortes et plus efficaces que jamais.

Le célèbre chirurgien anglais ajoute que sur 540 accouchements, pas un enfant n'est mort ; qu'habituellement les femmes n'éprouvent aucun accident ultérieur qui puisse être attribué au chloroforme, et que les tables dressées par MM. Chauning et Denham donnent des résultats analogues. « Je n'ai jamais observé, dit-il, un seul phénomène capable d'altérer » la santé, soit de la mère, soit de l'enfant, et de » m'engager à abandonner le chloroforme... En un » mot, témoin des immenses bienfaits que le chloro- » forme répand sur l'humanité, je n'hésite pas un seul » instant à y avoir recours toutes les fois que je le juge » convenable, bien que peut-être une fois sur mille » le précieux liquide engendrera des accidents plus ou » moins funestes. » En 1849, MM. Norris et Duncan, à Édimbourg, employèrent l'anesthésie dans 93 accouchements, et M. Simpson dans 1,519, sans qu'il survînt d'accidents particuliers. L'Association américaine publia, en 1850, une statistique de 2,000 accouchements qui eurent lieu sous l'influence du chloroforme dans d'aussi bonnes conditions. A la Maternité de Paris, sur 15 femmes chloroformisées par M. Danyau, une seule présenta de l'agitation.

Eh bien ! malgré cette unanimité parmi les accoucheurs, malgré de nouveaux faits apportés en faveur de l'anesthésie obstétricale, en France par MM. Lebreton, Cazeaux, Malle, etc.; en Angleterre, par MM. Thomson, Carmichaël, Dycer, Malcolm, etc., cette pratique, si préconisée chez nos voisins, resta bornée chez nous aux opérations obstétricales et à quelques cas d'accouchements laborieux. Les morts subites attribuées au chloroforme dans les opérations chirurgicales, firent craindre des accidents analogues chez les femmes en couches ; et comme la plupart des accouchements naturels ne sont généralement pas suivis de conséquences fâcheuses, on n'osa pas, pour éviter aux femmes les douleurs de l'enfantement, leur faire courir des dangers dont on s'exagérait l'importance. Ces craintes devaient être réduites à leur juste valeur, et les préceptes de l'anesthésie dans les accouchements naturels être nettement posés par un praticien des plus distingués, M. Houzelot[1] (de Meaux), dans un mémoire adressé en 1853 à la Société de chirurgie : Le chloroforme fut administré à vingt femmes dont sept étaient primipares. L'accouchement dura d'une à quatre heures. Les suites de couches furent des plus heureuses, les femmes se trouvant toujours plus fraîches et moins fatiguées que dans les accouchements précédents, pour lesquels on n'avait pas employé les inhalations. M. Laborie, dans son rapport sur le mémoire

---

[1] Mémoires de la Société de chirurgie, 1853.

de M. Houzelot, pensé que l'on doit encourager la pratique de l'anesthésie dans l'accouchement naturel. On voit, du reste, que le travail n'est pas prolongé comme on l'avait dit, par l'usage du chloroforme ; Beathy l'avait déjà démontré par les résultats suivants de 33 accouchements naturels :

Accouchements....	2	—2	—3	—4	—4		—6	—12.
Longueur du travail.	5ʰ.	—4	—3	—3	—1 1/2	—1	— moins de 1.	
Primipares.......	2	—1	—2	—2	—2		—2	—2.

Avec le mémoire de M. Houzelot, la thèse de M. Blot [1] représente ce qui jusqu'à présent a été publié de plus complet en France sur la matière ; ses conclusions résument l'opinion de la majorité des accoucheurs français sur l'application de l'anesthésie à l'art des accouchements :

1º L'anesthésie peut atténuer, supprimer même les douleurs de l'accouchement, sans suspendre les contractions de la matrice ni celles des muscles abdominaux, quoiqu'elle affaiblisse la résistance musculaire du périnée ;

2º Jusqu'à présent l'anesthésie n'a pas paru exercer d'influence fâcheuse sur la santé ou la vie de la mère, pas plus que sur celle de l'enfant ;

3º Néanmoins, comme l'expérience a prouvé aux chirurgiens que les anesthésiques pouvaient, à raison

---

[1] Thèse d'agrégation. Paris, 1857.

des susceptibilités individuelles, amener de graves accidents et la mort, alors même qu'ils sont administrés
à faible dose, je crois rationnel et prudent d'en ré-
server l'usage pour certains cas, dont quelques-uns
peuvent être spécifiés d'avance, et dont quelques autres
seront laissés au jugement, au tact et à l'intelligence
de l'accoucheur ;

4.º L'anesthésie me paraît surtout indiquée dans
les accouchements pénibles, laborieux et compliqués,
ainsi que dans toutes les opérations obstétricales qui
doivent ajouter à la douleur que la femme aurait
éprouvée si elle était accouchée spontanément. Il faut
s'en abstenir dans les accouchements naturels, simples, qui ne sont accompagnés que d'une douleur modérée, supportable et efficace.

5° Les faits connus jusqu'à ce jour m'engagent à
conseiller également l'anesthésie contre les convulsions puerpérales (éclampsie);

6° Je ne crois pas devoir en dire autant pour la
rétraction spasmodique et tétanique de l'utérus: d'a-
bord, parce que dans ces cas j'ai toujours vu l'anesthésie rester impuissante; ensuite, parce que le degré
avancé nécessaire, d'après Simpson lui-même, pour
obtenir l'effet qu'on se propose, est beaucoup trop
dangereux, puisqu'il se trouve sur les limites de la
vie et de la mort.

7º Afin d'éviter plus probablement les dangers, je

serais disposé à me servir plus volontiers d'éthéro-
chloroforme;

8º Les anesthésiques ne doivent être administrés
que par les médecins;

9º Je repousse complètement le mode d'administration qui consiste à faire faire des inhalations brusques et à haute dose dès le début;

10º Quand, par un motif quelconque, la femme a
dû absorber une grande quantité de chloroforme, il
faut la surveiller attentivement pendant les heures qui
suivent l'anesthésie et se tenir en garde contre les syncopes consécutives.

Ainsi, dans les accouchements naturels simples qui
ne sont accompagnés que d'une douleur modérée,
supportable et efficace, on ne doit pas soulager les
femmes en couches en leur faisant inhaler le chloroforme! Vous admettez que jusqu'à présent la santé
de la mère et de l'enfant n'a pas eu à souffrir de
l'emploi de ce moyen, quoiqu'on l'ait appliqué des
milliers de fois; vous savez que depuis plus de dix
ans que cette pratique est en vigueur, il n'y a pas encore eu un seul cas de mort qu'on puisse lui attribuer;
vous convenez que, loin de nuire au travail, l'anesthésie le favorise plutôt, puisqu'elle diminue la résistance
musculaire du périnée; et parce que des chirurgiens
ont eu des accidents après l'usage d'un agent qui doit
être employé, dans la pratique des accouchements naturels, d'une tout autre manière que pour les opéra-

tions chirurgicales, vous abandonnez vos malades à
leurs douleurs, quand tous les jours, pour des souffrances bien moindres, vous n'hésitez pas un instant
à les soulager en leur administrant les médicaments les
plus actifs ! Dans la grande majorité des cas, direz-
vous, les femmes accouchent facilement et sans douleurs trop vives, la convalescence est régulière : pour
celles-ci, à quoi bon les anesthésiques? Elles supportent si courageusement les douleurs, les opérations
même qui vont les rendre mères, qu'on ne comprend
pas l'emploi du chloroforme. Singulier raisonnement!
Comme si on devait leur faire supporter les plus atroces
souffrances, pour leur laisser l'occasion de montrer du
courage et dans l'espoir, trop souvent déçu, qu'elles
échapperont aux accidents que pourrait amener la douleur ! D'ailleurs, comment reconnaître tout d'abord
celles qu'il serait avantageux de soumettre à l'anesthésie, en raison de l'acuité de leurs souffrances ? Les
manifestations extérieures expriment-elles toujours les
véritables impressions? On admet généralement que
la douleur portée à l'excès peut amener des accidents
graves: serait-elle sans inconvénient quand elle est
modérée? Ses effets, pour être moins évidents, n'en
seraient-ils pas moins réels? Qui peut dire que la
douleur même la plus légère n'a pas eu un retentissement fâcheux du côté du cerveau? Et quand bien
même la douleur serait sans danger, pourquoi ne fe-
rait-on pas jouir la femme en couches du bienfait de

l'anesthésie, quand elle offre une si grande innocuité?

En cherchant dans les auteurs les plus récents et les plus recommandables, des appréciations sur le sujet qui nous occupe, on trouve toujours et partout des conséquences qui nous paraissent peu en rapport avec les prémisses. Ainsi, MM. Trousseau et Pidoux [1] s'expriment en ces termes: «Tout en n'acceptant qu'avec réserve » les résultats si favorables annoncés par les partisans » de l'anesthésie, *il est impossible de ne pas reconnaître* » *que l'économie de la femme ne paraît pas subir d'in-* » *fluence désavantageuse de la part de ces agents*, et » nous ne sommes pas éloignés de leur accorder que, » dans certains cas, leur influence peut être bienfai- » sante, tant sous le rapport de l'acte même de l'accou- » chement que sous le rapport de ses suites.» En présence de ces aveux formels en faveur de l'anesthésie obstétricale, qui ne s'attendrait à en voir conseiller l'emploi? Mais voici la conséquence qu'en tirent les auteurs du *Traité de thérapeutique* : «Il n'y a pas » d'indication décidée pour l'administration des anes- » thésiques, et par conséquent le mieux est de s'abste- » nir, de ne pas contrarier le procédé de la nature. » Cependant, ajoutent-ils, « dans l'état actuel de la ques- » tion, un médecin ne serait ni imprudent ni coupable » en cédant aux exigences d'une malade qui réclame- » rait absolument l'emploi des anesthésiques pour un » accouchement naturel. »

[1] Traité de thérapeutique et de matière médicale, 1855.

Nous sommes bien loin ici des préceptes donnés par
M. Simpson, qui veut que l'on emploie le chloroforme
dans tous les cas ; de ceux de M. Danyau, qui exige
pour condition la demande de la femme et la présence
d'un aide, craignant de voir, dans la pratique, accuser
cet agent et l'accoucheur d'accidents qui peuvent survenir en dehors de leur influence. M. Dubois lui même,
qui use de ce moyen avec une si extrême réserve, veut
que l'accoucheur ait toujours à sa disposition un flacon
de chloroforme, aussi bien qu'un forceps.

Mais consultons un auteur encore plus compétent ;
voyons comment envisage la question l'un de nos accoucheurs les plus distingués, dans la dernière édition
de son *Traité d'accouchements*, si justement estimé.
Après avoir constaté que M. Simpson et les Anglais
conseillent l'anesthésie dans les accouchements naturels et laborieux, mais qu'en France elle est réservée
presque uniquement aux parturitions difficiles, M. Cazeaux présente ainsi les raisons sur lesquelles s'appuie
cette abstention : «Tout en considérant [1] l'emploi du
» chloroforme comme sans danger dans la plupart des
» cas, nous ne pouvons complètement oublier les mal-
» heurs arrivés à certains chirurgiens, qui pourtant
» avaient pris les précautions les plus propres à les
» éviter. Or, s'il est permis de faire courir au malade
» quelque danger, pour lui épargner les douleurs atroces

---

[1] Traité théorique et pratique de l'art des accouchements, 1858.

» d'une amputation, ou de toute autre opération san-
» glante, est-on suffisamment autorisé à le faire, quand
» il s'agit de l'accomplissement régulier d'une fonction?
» Et, après tout, la douleur de l'enfantement est-elle
» donc, dans les cas simples, si grave et si terrible?
» Ne voyons-nous pas des femmes accoucher presque
» sans douleur? Pour ne parler que des faits les plus
» ordinaires, les femmes ne conservent-elles pas souvent
» jusqu'à la fin du travail un grand calme et toute leur
» gaieté? Ne les voit-on pas souvent se plaindre du repos
» que leur laisse l'intervalle des contractions et désirer
» ardemment leur retour, convaincues que chaque dou-
» leur est un pas fait vers la délivrance? Pourquoi, dans
» le simple but de leur épargner quelques angoisses,
» qu'elles supportent, après tout, avec courage, les
» priver des caresses de leur mari, des consolations
» de leurs parents, et engourdir cette imagination qui
» rêve déjà toutes les joies de la maternité? Pourquoi
» surtout les priver du bonheur ineffable d'entendre ce
» premier cri du nouveau-né? Au lieu de cette causerie
» agréable à laquelle se livrent si souvent les femmes;
» au lieu de ces aspirations maternelles et de tous ces
» rêves d'avenir qui bercent la jeune mère, que voyons-
» nous après les inhalations anesthésiques? Un som-
» meil profond qui ressemble plus ou moins au coma
» de l'ivresse ou de la commotion cérébrale, un anéan-
» tissement complet des facultés intellectuelles: voilà
» pour la mère; une inquiétude toujours croissante:

» voilà pour les assistants. Ajoutons, enfin, qu'en sup-
» posant le médecin à l'abri de toute crainte, il est
» obligé de rester constamment auprès de sa malade,
» d'administrer lui-même le médicament, de surveiller
» attentivement l'état du pouls, de la respiration et du
» cœur. »

Certes, au premier abord, en lisant une description
si poétique des circonstances de l'accouchement et
un tableau si sombre des phénomènes et des accidents
provoqués par l'anesthésie, on ne saurait qu'approuver
la sage réserve de M. Cazeaux. Mais cette réserve devient beaucoup moins compréhensible en parcourant.
d'autres passages du même ouvrage. D'abord, pour ce
qui concerne l'intensité des douleurs de la parturition,
comment se fait-il qu'ici elle soit si insignifiante et
« que souvent, jusqu'à la fin du travail, les femmes
» conservent un grand calme et toute leur gaieté, »
quand déjà ces douleurs ont été si bien décrites dans
les pages suivantes [1] : « Les douleurs reviennent de
» plus en plus vives et de plus en plus rapprochées;
» chacune d'elles s'annonce par un petit frisson, une
» légère horripilation ; pendant leur durée, le pouls
» devient dur, fréquent, élevé. Le visage se colore, la
» chaleur augmente, la langue se dessèche, les femmes
» sont altérées; souvent il survient des nausées, des
» vomissements; *la femme pleure, se désespère, devient*

---

[1] Cazeaux; ouvrage cité, pag. 390 et suivantes.

» *très-irritable*; n'ayant pas la conscience du travail
» qui s'opère, parce que, dit-elle, elle ne sent rien
» s'avancer, elle répète à chaque instant qu'elle n'ac-
-» couchera jamais. Après la contraction elle est moins
» agitée ; mais cependant la cessation de la douleur
» semble ne pas être entière, le calme n'est pas encore
» complet, et la femme encore sous l'empire de *la*
» *douleur qui vient de cesser, craint sans cesse l'arri-*
» *vée de celle qui doit lui succéder*... Jusque-là l'utérus
» a agi seul pour dilater le col; mais à partir de ce
» moment, il semble appeler à son aide la contraction
» des muscles abdominaux. *Aussi les efforts et la dou-*
» *leur sont-ils portés à un degré beaucoup plus élevé.*
» La chaleur du corps est beaucoup plus considérable,
» l'agitation est extrême, et *dans certains cas il y a*
» *même trouble marqué des fonctions intellectuelles.* Les
» douleurs sont plus fortes, plus rapprochées, et cepen-
» dant les femmes les supportent avec plus de patience...

   » La tête du fœtus s'avance et franchit le cercle de
» l'utérus. Assez souvent *alors la femme pousse un cri*
» *violent, expression de l'excessive douleur* que vient
» de causer ce passage de la tête.......

   » Quoi qu'il en soit, *les douleurs deviennent de plus*
» *en plus violentes, chacune d'elles est annoncée par un*
» *frémissement général. La femme se cramponne aussitôt*
» *à tout ce qui est autour d'elle, arc-boute ses pieds contre*
» *les matelas, renverse la tête en arrière, fait une*
» *profonde inspiration et contracte violemment tous les*
» *muscles de son corps.......*

» *Enfin une douleur atroce qui arrache des cris à*
» *la femme*, *composée de deux douleurs d'inégale vio-*
» *lence*, *et pour laquelle la nature semble avoir ras-*
» *semblé toutes ses forces*, amène d'abord les bosses pa-
» riétales au niveau des tubérosités de l'ischion, puis
» expulse la tête hors des parties.... *Ces douleurs ont*
» *un caractère de violence telle qu'on les nomme con-*
» *quassantes.* »

Est-il possible de décrire avec une exactitude plus
saisissante les douleurs de l'enfantement dans la majorité des cas ? Mais croirait-on, en vérité, qu'on puisse
présenter deux tableaux si différents du même phénomène ? Dans le premier, les femmes conservent toute
leur gaieté ; dans le second, elles pleurent et se déses-
pèrent. D'un côté, elles désirent ardemment le retour
des contractions ; de l'autre, elles en craignent sans
cesse l'arrivée. Ici ce sont des rêves enchanteurs, là
survient de l'agitation et parfois des troubles de l'intelligence. Il est vrai d'ajouter que, dans son désir de
démontrer l'inutilité du chloroforme dans l'accouchement naturel, l'auteur ne parle, pour ainsi dire, dans
sa première description, que des intervalles des douleurs, pendant lesquels les femmes souffrent peu,
oubliant d'y associer le tableau de ces douleurs elles-
mêmes, que nous rétablissons ici pour donner une
idée exacte des souffrances de l'accouchement.

Pour ce qui est des prétendus dangers que l'on fait
courir à la femme, ils ont été considérablement exa-

gérés. Pourquoi s'appuyer sur la pratique des chirurgiens, plutôt que sur celle des accoucheurs, pour
rejeter le chloroforme? Si les premiers ont eu des
accidents. qui deviennent de plus en plus rares, malgré l'immense quantité de malades qui sont soumises à
une anesthésie complète, les seconds n'ont jamais eu
à déplorer un revers, quoique certainement le chloroforme ait été manié souvent avec peu de prudence dans
la pratique obstétricale. Nous ne pouvons nous expliquer que M. Cazeaux s'appuie sur ces craintes pour
rejeter l'anesthésie obstétricale, quand on trouve dans
son livre les déclarations suivantes :

« Quand on étudie avec impartialité les faits aujour-
» d'hui très-nombreux dans lesquels le chloroforme a
» été inhalé pendant le travail de l'accouchement, on
» ne tarde pas à être convaincu que si ce médicament
» a été souvent employé sans nécessité, il n'a jamais
» été manifestement nuisible.

» Tous les accoucheurs qui ont employé souvent le
» chloroforme, sont presque unanimes pour déclarer
» qu'il n'a jamais eu la moindre influence fâcheuse sur
» la santé de la mère.

» Bien que le nombre des femmes soumises aux inha-
» lations soit déjà très-considérable, on ne peut citer
» aucun cas dans lequel la mort subite puisse raison-
» nablement leur être attribuée.

» Si quelques dissidences existent encore sur l'in-
» fluence exercée par le chloroforme sur la santé de

» la mère, tout le monde est aujourd'hui d'accord sur
» sa complète innocuité relativement au fœtus. »

Nous ne sommes pas moins étonné de voir M. Cazeaux prétendre que l'anesthésie, dans l'accouchement naturel, plonge la femme dans *un sommeil profond, qui ressemble plus ou moins au coma de l'ivresse
ou de la commotion cérébrale, un anéantissement complet des facultés sensoriales et intellectuelles.* Comment
interpréter alors cette autre phrase de l'habile accoucheur ? « Pour tout homme de bonne foi, des faits
» nombreux prouvent *qu'à dose modérée, c'est-à-dire*
» *pour annuler et engourdir presque complètement la*
» *sensibilité, mais non pour ôter à la malade tout mou-*
» *vement et toute conscience du moi*, le chloroforme n'a
» le plus ordinairement aucune influence sur la puis-
» sance contractile de l'utérus ; mais que dans l'anes-
» thésie complète les contractions peuvent diminuer de
» fréquence et d'intensité, et même cesser complète-
» ment. » M. Cazeaux admet donc que, sans plonger
la femme dans un anéantissement complet, sans lui
ôter toute conscience du moi, *sans la priver des caresses de son mari et du bonheur ineffable d'entendre
ce premier cri du nouveau-né*, etc., on peut, par des
doses modérées de chloroforme, engourdir presque
complètement la sensibilité, sans nuire à la puissance
contractile de l'utérus. Que reste-t-il alors des raisons
alléguées pour proscrire l'anesthésie dans les accouchements naturels ? D'après l'ensemble des citations

et des considérations dans lesquelles nous venons d'entrer, on peut voir que les accoucheurs ont fait tous
leurs efforts pour éclairer l'action de l'anesthésie sur la
contraction utérine et celle des muscles abdominaux,
ainsi que pour se rendre compte de cette influence
sur la santé de la mère et de l'enfant : ce sont là, en
effet, les questions principales ; les autres sont de bien
peu d'importance. Des deux premières dépend la force
réellement active par laquelle s'accomplit l'accouchement ; les deux autres renferment les résultats de cet
acte lui-même. Si donc il est démontré que les inhalations de chloroforme ne nuisent ni à la fonction ni
à ses résultats, pourquoi ne pas en faire une pratique
générale ?

Influence de l'anesthésie sur la contraction utérine. —
MM. Simpson, Danyau, Stolz, Dubois, pensent que
les contractions utérines ne sont que très-rarement
influencées par l'anesthésie. Cependant MM. Simpson
et Bouisson ont signalé, dans quelques cas, un peu
d'excitation des contractions au début ; d'autres, comme
MM. Bouvier, Siébold, Beathy, Braun, Montgommery,
Houzelot, ont vu d'abord une diminution de la contraction, puis la régularité revenir promptement.
Enfin quelques uns, comme Denham et Montgommery,
ont cité des observations dans lesquelles le travail
s'était suspendu complètement. Évidemment, comme
le fait remarquer M. Bouisson, ces contradictions ne

tiennent qu'à la façon dont l'anesthésie a été pratiquée.
Si on donne, dès le début, de fortes doses de chloroforme, on pourra avoir d'emblée une suspension du
travail ; de même qu'on arriverait à un résultat semblable si, après avoir commencé à doses progressives,
on poussait trop loin l'anesthésie. Habituellement, il
y a un peu d'excitation, des contractions, au début,
par suite de l'action excitante générale du chloroforme
sur tout l'organisme ; la matrice, comme le cœur et
les poumons, subit aussi cette influence, mais elle est
de peu de durée, et les contractions deviennent bientôt
régulières, comme la circulation et la respiration.
MM. Cazeaux et Blot pensent que la contraction est
diminuée au début plus souvent qu'on ne le pense généralement ; mais dans tous les cas cette diminution,
pour eux comme pour tous les accoucheurs, se ferait
sentir bien davantage avant qu'après la dilatation du
col. Alors nous recommandons, à moins de douleurs
très-vives, de ne donner le chloroforme que quand cette
dilatation est opérée : on n'aurait donc pas ce danger
à redouter, en supposant qu'il existe.

*Influence de l'anesthésie sur la contraction des mus-
cles abdominaux.* — C'est surtout dans les derniers
moments du travail que la femme, par des efforts volontaires, aide les contractions utérines et que les
muscles abdominaux, par leur contraction, viennent
activer l'accouchement. « Suivant la plupart des ac-

» coucheurs, à moins que l'anesthésie ne soit portée
» trop loin, la puissance des muscles abdominaux ne
» manque pas (Cazeaux). » Cependant quelques-uns,
comme MM. Simpson, Danyau, Scanzoni, Spiegelberger, Haartmann, etc., ont cru voir un peu de
diminution dans l'intensité de ces contractions. Pour
expliquer cette persistance d'action des muscles de
l'abdomen qui sont sous la dépendance de la volonté,
M. Longet pense que l'effort n'est qu'un changement
passager dans l'acte respiratoire ; or, comme l'activité des muscles respiratoires dépend du bulbe ra-
chidien et que ce dernier conserve son intégrité d'action jusqu'à la fin, pendant que tout l'organisme est
plongé dans le collapsus, on comprend cette persistance
de contraction des muscles abdominaux, alors que
les autres muscles volontaires sont dans la résolution.
MM. Bouisson et J. Roux ont aussi expliqué ce phénomène, en disant que l'incitation émanée de l'utérus
pendant l'accouchement est directement réfléchie par
la moelle sur les muscles de l'abdomen, qui prennent
ainsi part au travail. Mais, du reste, dans les accouchements naturels, on pousse l'anesthésie assez loin
pour anéantir la sensibilité, mais non la volonté ; la
femme peut encore aider au travail ; et les muscles
abdominaux ne jouiraient-ils pas de cette propriété
particulière de conserver leur puissance de contraction
sous l'influence d'une anesthésie très-avancée, qu'ils
la conserveraient toujours avec un faible degré de
chloroformisation.

Influence de l'anesthésie sur la résistance du périnée.
— Tous les accoucheurs s'accordent à reconnaître que les tissus contractiles du périnée sont relâchés ; beaucoup prétendent qu'il en est de même pour le conduit vulvo-vaginal, que l'expulsion du fœtus est facilitée, et que l'on prévient presque sûrement les déchirures du périnée. MM. Cazeaux et Blot n'admettent pas entièrement cette manière de voir. Il y aurait dans les plans fibreux, celluleux, adipeux, muqueux et cutanés du périnée, une résistance que ne saurait détruire l'anesthésie, surtout à la fin du travail. Il n'en est pas moins vrai que la résistance musculaire fait défaut, ce que M. Longet explique physiologiquement en faisant remarquer que les muscles du périnée ne sont pas liés, comme ceux de l'abdomen, à l'acte respiratoire ; de plus, les plans graisseux, muqueux, etc., sont ramollis, imbibés de liquides qui les rendent beaucoup moins résistants qu'à l'état ordinaire. MM. Dubois et Chailly ont toujours vu le périnée se laisser distendre et amincir avec une grande facilité. M. Simpson, se basant sur les mêmes observations, conseille l'usage de l'anesthésie spécialement chez les primipares âgées, pour éviter les ruptures, le périnée étant chez elles plus résistant. Ces résultats ont été confirmés d'autre part par MM. Denham, Spiegelberger et Thomson. Pendant longtemps on n'a connu que l'observation de Villeneuve sur la rupture du périnée pendant l'accouchement, sous l'influence de l'anesthésie.

M. Cazeaux dit en avoir eu trois cas dans sa pratique et avoir été obligé une fois, avec M. Danyau, de
débrider la vulve ; le plus souvent le périnée conser-
vait sa force de résistance, même quand l'anesthésie
était poussée très-loin. Dans deux cas, il reproche au
chloroforme d'avoir facilité ces déchirures, parce que
l'amincissement se serait fait trop rapidement et que
des contractions énergiques survenant, elles auraient
amené l'accident. On comprend parfaitement le mécanisme d'un pareil résultat ; mais d'abord, comment se
fait-il que l'amincissement se fasse si rapidement, si
habituellement le périnée conserve sa force de résistance ; et, en second lieu, quand on s'aperçoit que le
travail marchant trop vite peut amener une déchirure,
pourquoi ne pas suspendre momentanément ou entièrement le chloroforme, si l'on pense qu'il puisse
contribuer à cet accident ?

Influence de l'anesthésie sur la santé de la mère. —
Tous les accoucheurs qui ont employé souvent le
chloroforme, sont presque unanimes pour déclarer
qu'il n'y a jamais eu la moindre influence fâcheuse
sur la santé de la mère. Dans tous les cas il y a eu
l'immense avantage de leur épargner les douleurs
causées par les dernières contractions expulsives (Cazeaux). Les douleurs que l'on épargne ainsi à la femme
ne sont pas seulement celles qui dépendent de la contraction utérine, mais surtout celles qui proviennent

13

de la compression par le fœtus des gros troncs nerveux qui traversent le bassin, dont les effets fâcheux sur l'organisme sont les mêmes que dans les opérations chirurgicales.

Outre l'avantage de supprimer la douleur, on prévient les fatigues, l'épuisement nerveux avec toutes ses conséquences. Pour beaucoup de chirurgiens, les suites de couches sont plus heureuses, le rétablissement plus rapide. MM. Blot et Cazeaux doutent de ces derniers avantages, mais pensent que les opérations obstétricales sont facilitées parce que les malades ne font plus de mouvements désordonnés occasionnés par les douleurs. L'introduction de la main est aussi facilitée, les contractions spasmodiques de l'utérus étant plus rares et celles des muscles du périnée détruites.

En dehors des mouvements de la période d'excitation, des hallucinations érotiques, on a encore accusé l'anesthésie de provoquer l'inertie utérine avec tous les accidents qu'elle amène, l'éclampsie, la manie et même la mort.

Il était en effet rationnel de se demander si, dans certains cas, surtout quand l'anesthésie avait été portée un peu loin, la rétraction utérine après l'accouchement se ferait aussi bien que d'habitude, et si les femmes ne seraient pas exposées davantage aux hémorrhagies ? Ici tout le monde est d'avis que le danger n'est pas plus considérable. M. Duncan cite deux cas d'hémorrhagies légères qu'il a cru devoir attribuer à

l'influence du chloroforme : l'une survint à la suite
d'une grossesse double dans laquelle la distension de
l'utérus avait été extrême , l'autre apparut six heures
après l'accouchement.

Pouvons-nous raisonnablement accuser ici le chloroforme? Sur 78 accouchements, M. Channing ne vit que
quatre fois des hémorrhagies , et encore l'une d'elles
tenait à une adhérence contre-nature du placenta.
M. Burchard , dans deux cas de travail très-long , vit
cesser les contractions et fut forcé de faire la version
et d'appliquer le forceps. M. Montgommery, sans citer
de faits, croit que les hémorrhagies et la rétention du
placenta sont plus fréquentes après l'emploi du chloroforme. MM. Cazeaux et Blot inclinent aussi vers cette
dernière opinion. Mais , outre que les observations
avérées d'inertie utérine à la suite de l'anesthésie sont
rares, des chirurgiens comme MM. Cumming et Smith
ont vu des femmes qui perdaient habituellement pendant leurs couches, chez lesquelles cet accident ne s'est
plus présenté après l'usage du chloroforme. D'après
M. Stallard , chez certaines femmes très-excitables,
l'inertie serait plutôt prévenue que provoquée. Enfin,
on peut voir d'après le petit nombre de faits cités, que
l'inertie a dû être plutôt amenée par d'autres causes
que par le chloroforme. Dans tous les cas , si on re-
doutait cet accident on pourrait administrer un peu
d'ergot de seigle, comme le conseillaient MM. Simpson,
Duncan , Cazeaux , Beathy. Toutefois ce dernier, dans

un premier mémoire, jugeant plutôt par induction que d'après l'expérience, donne ce précepte ; et comme il n'en parle pas dans un second travail sur le même sujet, il semblerait qu'il regarde cette précaution comme inutile. MM. J. Roux et Zandick citent des cas dans lesquels l'utérus était inerte à la suite de très-vives douleurs, dont les contractions se réveillèrent aussitôt les inhalations anesthésiques.

A part l'observation de M. Wood, à laquelle les ac-coucheurs même opposés à l'anesthésie obstétricale n'accordent qu'une mince valeur, il n'existe pas de fait d'éclampsie provoquée par le chloroforme. Il est démontré, au contraire, que les accidents nerveux et l'éclampsie sont améliorés par cet agent. Ces complica-tions, comme les attaques d'hystérie, de catalepsie, d'épilepsie, ont généralement pour point de départ une irritabilité insolite du système nerveux ou une perte nerveuse trop considérable, qui ne peuvent se produire sous l'influence du chloroforme. Dès 1847, M Brouzet (de Nîmes) publiait un succès dans l'éclampsie. M. Bennett le préconise surtout pour ces troubles morbides du système nerveux ou circulatoire qui sou-vent mettent obstacle aux progrès de l'accouchement. Les faits de MM. Gros, Richet, Cumming sont des plus probants. Dans quatre des observations de M. Hou-zelot, il existait quelques phénomènes nerveux qui disparurent aussitôt l'emploi des inhalations.

Les heureux résultats obtenus aujourd'hui dépassent

tout ce que l'on pouvait désirer. MM. Chiari, Braun, Spaeth [1] ont publié des succès remarquables dans l'éclampsie. Ce dernier fait les inhalations, soit dans les accidents prodromiques pour couper l'accès, soit par intermittence pendant l'accès; sur sept femmes atteintes de cette terrible complication, toutes furent guéries et mirent au monde des enfants vivants. Les accouchements se terminèrent rapidement ; on usa de 16 à 32 grammes de chloroforme. MM. Simpson, Channing, Sedywich, Kiwisch, Scanzoni, Leudet fils ont également fourni leur contingent de succès, et la question paraît décidément jugée en faveur de l'application du chloroforme dans l'éclampsie.

Loin de provoquer la manie, les inhalations calment les troubles intellectuels qu'amènent les douleurs excessives et prolongées du travail. MM. Barthez, Lebreton et Channing ont rapporté de ces faits. Ce dernier chirurgien ajoute qu'il n'existe pas un seul cas dans lequel la folie soit survenue, et qu'il a vu au contraire une fille fo'le en parturition calmée par ce moyen. M. Blot croit que la folie indique l'emploi de l'anesthésie, au lieu de la contre-indiquer.

Nulle part on n'a signalé de cas de mort par l'anesthésie obstétricale, quoique les femmes accouchées par ce moyen se comptent par centaines de mille (Blot). Les faits publiés par MM. Gream, Murphy, Rambs-

---

[1] *Klinik der Geburtshuelfe und Gunaekologie*, 2e livr., pag. 341.

botham doivent être attribués à des causes indépen-
dantes du chloroforme. Ceux dont parle M. Siébold,
qui auraient été observés par M. Waller, manquent de
précision. Celui de M. Woolf n'est pas plus admissible,
quoique ce chirurgien lui-même pense devoir attribuer
la mort à l'anesthésie. Il est dit en effet, dans l'observation, que la femme était depuis trente heures en travail et dans un état de danger imminent, lorsque, s'étant
emparée d'un flacon de chloroforme, elle se mit à le
respirer. N'est-il pas probable que la mort est plutôt
due dans ce cas à l'épuisement nerveux provoqué par
un travail trop prolongé, d'autant plus que les vapeurs
de chloroforme que la malade a pu respirer par l'ouverture d'un petit flacon, ont dû être bien minimes !

Influence de l'anesthésie sur la santé de l'enfant. —
L'accord est peut-être encore plus unanime pour admettre que l'anesthésie ne porte aucun préjudice à la santé
du fœtus. M. Amussat[1], à la suite d'expériences sur les
animaux, avait reconnu que les petits paraissaient en-
gourdis et que leur sang avait une teinte plus foncée
que d'habitude. Mais il faut, pour obtenir ces effets,
que l'anesthésie soit poussée très-loin et qu'il y ait un
commencement d'asphyxie. M. Bouisson conseille,
d'après ces faits, de ne pas trop prolonger l'éthérisation dans l'espèce humaine, de peur d'accidents pour

[1] Comptes-rendus de l'Académie des sciences, 1847.

les enfants. Cependant, jamais rien de semblable n'est
arrivé : les enfants offrent le même aspect, le sang
fourni par le cordon a la même coloration; les cris ,
les mouvements sont aussi énergiques que sans anesthésie. MM. Duncan, Norris, Simpson ont prouvé ,
d'après leurs statistiques, que la mortalité n'était pas
augmentée. MM. Chailly, Bouisson, P. Dubois n'ont
jamais observé de symptômes fâcheux. M. Dubois a
vu parfois le pouls s'élever de 130 à 170 pulsations ;
M. Houzelot ne l'a jamais vu dépasser 160. MM. Cazeaux et Blot ont aussi noté cette accélération du pouls
du fœtus pendant l'anesthésie.

En somme, les inhalations administrées avec mo-
dération, ne se sont pas montrées jusqu'à ce jour
préjudiciables aux nouveau-nés et n'ont occasionné
chez eux aucune sorte d'accidents qui aient multiplié
leurs chances de mortalité[1].

*De l'anesthésie appliquée aux accouchements na-
turels.* — Malgré toutes les raisons qui plaident en
faveur de l'anesthésie appliquée aux accouchements
naturels, la grande majorité des accoucheurs français
ne croit pas devoir conseiller cette pratique. Nous
avons déjà fait connaître quelle était à ce sujet l'o-
pinion de MM. Dubois, Danyau , Cazeaux, Blot,
Chailly, Villeneuve, etc. M. Bouisson, regardant la

[1] Bouisson ; ouvrage cité.

douleur comme physiologique dans l'accouchement,
pense qu'elle doit être respectée et ne peut être assi-
milée aux-douleurs morbides. M. Courty[1] croit qu'il
n'est pas plus permis à la mère de se soustraire aux
douleurs normales de la parturition, que de répudier
les fatigues naturelles de l'allaitement. M. Houzelot[2],
au contraire, soutient que l'anesthésie est aussi légi-
time dans les accouchements naturels que dans les
accouchemenfs laborieux et les opérations chirurgicales. Il maintient que le médecin agit en morale,
en logique et en droit, scientifiquement parlant, quand
il la propose à la mère en parturition et qui souffre.
En Angleterre, M. Simpson, poussant encore plus loin
la rigueur de ces préceptes, soutient qu'elle est obli-
gatoire, et que c'est le devoir du médecin de l'employer
toujours. Parmi les médecins anglais, M. Lée[3] est peut-
être le seul qui prétende avoir eu des accidents par le
chloroforme. Sur dix-sept accouchements naturels,
deux fois les contractions auraient été suspendues et
nécessité la crâniotomie ; sept fois il serait survenu
des troubles des fonctions cérébrales, quatre fois l'accouchement aurait été suivi de péritonite et de phlé-
bite, une fois d'épilepsie et une fois de syncope grave.
Ne semblerait-il pas vraiment que tous ces accidents
sont rassemblés comme à plaisir pour combattre sys

[1] Thèse d'agrégation. Montpellier, 1847.
[2] Mémoire cité.
[3] *Dublin medical Press*, 1854.

tématiquement une méthode avec une bonne foi sus-
pecte? Aussi était-il facile à MM. Snow, Gream et
Fergusson de réduire à leur juste valeur des allégations
appuyées sur de pareils faits. Comment comprendre,
en effet, qu'un accoucheur pratique la crâniotomie
pour des cas d'inertie utérine, avant même d'avoir essayé d'appliquer le forceps? Pourquoi accuser le chloroforme d'accidents de péritonite survenus trois ou
quatre jours après l'accouchement? Que penser enfin
des assertions d'un médecin qui prétend avoir chassé
le chloroforme de l'organisme d'une de ses malades,
quatre mois après l'accouchement? On ne peut donc
sérieusement faire entrer en ligne de compte des observations puisées à une pareille source. Les Allemands,
dans ces derniers temps, ne se sont pas montrés moins
empressés qu'au début à préconiser l'anesthésie obstétricale. En 1854, à la réunion des médecins allemands à Gœttingue, M. Schœnmann disait avoir
constaté la parfaite innocuité du chloroforme dans les
accouchements ; il croyait seulement avoir remarqué
un léger retard dans le cinquième temps, et un peu
d'accélération du pouls pendant les deux jours qui
suivent la parturition.

Au congrès de Bonn de 1856, M. Spiegelberger
lut un travail basé sur des observations personnelles,
dans lequel il démontre la puissance du chloroforme
pour prévenir les douleurs, sans arrêter les forces
expultrices et sans nuire à la mère ni à l'enfant. MM.

Kilian, Birnbaun, Breslau et Schœnmann, d'après leur propre expérience, adoptèrent entièrement cette manière de voir. Aux États-Unis, dans les grands centres de populations surtout, il ne se fait presque plus d'accouchements sans avoir recours au chloroforme.

Quand on assiste aux souffrances d'une femme en travail, et que l'on sait avoir sous la main un moyen sûr de les calmer sans lui faire courir aucun danger, cómment ne pas y avoir recours? Ce sont surtout les femmes qui ne travaillent pas, dont le système nerveux est très-irritable, celles dont le développement intellectuel, les habitudes de luxe rendent les impressions plus vives et chez lesquelles les organes génitaux jouissent d'une sensibilité exaltée, qui devront spécialement être soustraites à la douleur. Cette douleur physiologique, qu'on dit ne devoir pas être supprimée, se développe en raison directe du degré de civilisation; aussi, chez les femmes du monde qui souffrent bien davantage en raison de leurs conditions sociales d'existence, les accidents consécutifs des couches sont-ils bien plus à craindre quand on n'a pas employé les inhalations de chloroforme. Les cas dans lesquels les femmes souffrent peu, sans être rares, ne sont pas très-fréquents, c'est alors, selon nous, le seul lieu de s'abstenir ; mais aussitôt que les douleurs deviennent un peu vives, nous pensons qu'on n'est pas plus en droit de laisser souffrir les malades que dans toute autre affection douloureuse. Les contre-indications aux

inhalations sont absolument les mêmes que pour l'anesthésie chirurgicale. A part les maladies avancées du
cœur et des gros vaisseaux, des poumons et des centres nerveux, nous ne voyons pas de contre-indications
positives. Nous ne croyons pas, comme M. Blot, que
l'épilepsie et l'hystérie, pas plus que la faiblesse excessive, les pertes de sang, l'anémie, la prostration
qui est le résultat d'un travail trop prolongé, soient
des contre-indications absolues, à moins qu'il n'y ait
une tendance évidente à la syncope. Toutes ces contre-
indications, établies par induction quoique paraissant
rationnelles, ne sont pas appuyées sur des faits. Peut-
être, au contraire, qu'en ménageant par l'anesthésie
le peu de forces nerveuses que conservent alors les
femmes, elles pourraient être utilisées pour terminer
le travail, tandis que les moindres douleurs suffiraient
pour finir de les épuiser et arrêter complètement la
marche de l'accouchement. Ne voit-on pas tous les
jours dans les hôpitaux donner le chloroforme, même
à dose chirurgicale, à des sujets dans les conditions
dont parle M. Blot, et avec grand avantage pour eux?

Parlerons-nous des arguments moraux et religieux
qu'on a fait valoir contre l'anesthésie obstétricale? Certains casuistes, s'appuyant sur le *mulier parturiens in
dolore* de l'Écriture, ont cru devoir condamner cette
pratique au point de vue religieux. M. Simpson, entre
autres arguments, répondit à ces ridicules attaques,
qui eurent surtout du retentissement en Angleterre,

par cet autre passage de la Bible : *Notandum Adam profondo sopore fuisse demissum, ne ablationis costæ dolorem sentiret.*

Des phénomènes d'excitation érotique s'étant montrés après les inhalations éthérées, on ne manqua pas d'accuser immédiatement la méthode d'immoralité. Il est certain que dans quelques cas rares on a pu observer des faits de cette nature; mais ils sont beaucoup moins fréquents avec le chloroforme qu'avec l'éther. M Dubois cite l'exemple d'une femme qui après son accouchement, qui avait eu lieu sous l'influence de l'éther, raconta avoir ressenti les mêmes impressions que pendant les rapports conjugaux. M. Tyler Smith [1] a également observé chez certaines femmes éthérisées les douleurs de la parturition être remplacées par les jouissances de l'orgasme sexuel. Cette seule considération lui suffit pour proscrire l'anesthésie obstétricale; car, dit-il, quelle est la femme douée de pudeur qui ne préférerait la plus cruelle agonie à cette substitution ? Nous pensons que c'est pousser un peu loin le rigorisme, et que les malades de M. Smith ne seraient peut-être pas toutes de cet avis, d'autant plus que ces phénomènes sont exceptionnels. M. Magendie, au début de l'éthérisation, témoin d'effets analogues sur une jeune fille qui devait subir une opération, porta jusque devant l'Académie des sciences une accusation

[1] *On Parturition and obstetries.*

d'immoralité contre cette méthode. Mais les faits jour-
naliers de la pratique ont démontré toute l'exagération
de certains esprits timorés ; les rêves érotiques sont
beaucoup plus rares qu'on ne l'a cru d'abord, et que
ne l'a écrit le poète Barthélemy :

> Là c'est le doux repos, l'extase, le plaisir,
> Le spasme de l'amour. Quand l'éther hallucine
> La jeune femme en proie aux tourments de Lucine
> O d'un double mystère ineffable pouvoir,
> Au moment qu'elle enfante, elle croit concevoir.

Un danger plus grand, à notre avis, pour la tranquillité des familles, serait dans les divagations sur des
sujets que la femme a, dans certains cas, le plus grand
intérêt à tenir cachés ; il est vrai que le même inconvénient peut se présenter par suite de troubles intellectuels provoqués par la douleur.

On a dit encore que la femme aimerait moins son
enfant si elle n'éprouvait pas les douleurs de la parturition. Ne voit-on pas quelquefois tout le contraire ?
Dans tous les cas, l'amour maternel nous semblerait
basé sur de singulières considérations, s'il pouvait en
être ainsi. M. Simpson [1], répondant à M. Meigs (de
Philadelphie), qui après avoir donné toutes ces raisons
contre l'anesthésie dans les accouchements naturels,
avoue cependant « qu'à coup sûr on doit calmer les

[1] Moniteur des hôpitaux, 1853.

» angoisses et l'agonie du travail, » s'exprime ainsi : Si
«vous regardez comme un devoir de soulager la plus
» petite douleur, pourquoi ne feriez-vous pas de même
» pour celles de l'accouchement? Je ne puis com-
» prendre d'après quels principes de philosophie, de
» moralité ou d'humanité, un médecin ne pourrait se
» croire obligé de soulager, de supprimer même, quand
» cela lui est possible, des douleurs d'une telle inten-
» sité que vous-même les déclarez indescriptibles et ne
» pouvez les comparer qu'à l'agonie. »

Les femmes qui savent devoir accoucher sans souffrances n'ont plus ces préoccupations, ces craintes
continuelles qui les tourmentent longtemps avant l'é-
poque de l'accouchement. Pendant le travail, l'anesthésie ménage leurs forces et empêche cet ébranlement
nerveux qui souvent se fait ressentir longtemps après
les couches. Celles qui déjà ont eu des enfants décla-
rent qu'elles se trouvent infiniment mieux qu'après
leurs autres couches. Si on ne propose pas l'anesthésie
à celles qui en ont déjà profité, elles la réclament avec
instance et la reçoivent avec une vive reconnaissance.
Les suites des couches paraissent aussi bien meilleures, les inflammations consécutives sont plus rares
ou moins fâcheuses. M. J. Roux avait déjà remarqué,
en 1847, que les fatigues étaient moins grandes, les
coliques moins fréquentes, le rétablissement plus
prompt, et que la sécrétion du lait se faisait bien, ainsi
que l'écoulement lochial. M. Simpson avait prétendu

que les femmes étaient toujours exemptes de la fièvre de lait, mais MM. Dubois et Blot l'ont observée tout aussi fréquemment.

Il est curieux, après les craintes chimériques et le sombre tableau de l'anesthésie obstétricale, enfanté par l'imagination de certains accoucheurs, de voir la description si frappante de vérité qu'en donne M. Houzelot[1], dans son si remarquable et si consciencieux travail . « Employé dans une certaine mesure, le chlo-
» roforme procure à la mère un soulagement notable
» qui, sans danger pour elle ni pour son enfant, va
» jusqu'à lui ôter la perception de la douleur, mais non
» jusqu'à l'abolition de la sensibilité. La femme sent,
» elle sait qu'elle a une contraction utérine ; elle la
» seconde par l'action des muscles volontaire ; elle a
» une douleur, mais ne souffre pas (c'est ainsi que les
» femmes s'expriment); elle conserve la notion de ce
» qui se passe autour d'elle ; *elle voit, entend, parle,*
» *n'est nullement endormie, comme on le croit générale-*
» *ment à tort.* Le travail n'est pas interrompu. La mère
» qui, sans souffrir, a parfaitement conscience de ce
» qui se passe en elle, ne redoutant plus la douleur,
» seconde plus librement, partant avec plus d'efficacité,
» les contractions d'ordinaire si pénibles, indifférentes
» aujourd'hui, qui doivent amener sa délivrance.....
» Le plus souvent, pendant le travail, la femme se

---

[1] Mémoire cité.

» montre reconnaissante, converse quelquefois avec
» les assistants, ne s'interrompt que pour réclamer
» l'inhalation, et seconde la contraction qu'elle sent
» venir. Les contractions conservent leur régularité
» parfaite, ou deviennent régulières si elles avaient
» perdu ce caractère; leur énergie n'est nullement
» troublée, quelquefois elle est augmentée. Le travail,
» en général, est plus court. Le plaisir de devenir mère
» n'étant plus troublé par la douleur et les craintes,
» elles voient approcher avec bonheur ce moment si
» désiré et naguère si redouté. Après leur délivrance,
» leur joie et leur bonheur ne se peuvent dépeindre.
» Les suites sont des plus simples et des plus natu-
» relles : la femme ne présente pas cet accablement,
» cette prostration même qui est presque toujours la
» suite du travail. » Ainsi, la véritable anesthésie obstétricale ne consiste pas à éteindre chez la femme
toutes les facultés sensoriales et intellectuelles, mais
à les mettre dans un état de demi-somnolence qui suffit
pour masquer leurs douleurs ou les rendre beaucoup
plus supportables.

M. Houzelot distingue trois degrés dans l'anesthésie
obstétricale. Dans le premier, l'anesthésie est incomplète, l'organisme éprouve une stimulation générale ;
il y a une excitation de la matrice, la sensibilité per-
siste. Dans le second, les contractions abdominales et
utérines subsistant, la sensibilité est éteinte ; c'est là
le véritable degré d'anesthésie obstétricale, celui que

l'on ne doit jamais dépasser dans les accouchements naturels. Enfin, dans le troisième, il y a inertie plus ou moins complète de la matrice, résolution musculaire, perte complète de connaissance, c'est le degré chirurgical. Ces trois périodes sont parfaitement distinctes, sauf quelques exceptions, quand on donne progressivement le chloroforme à petites doses; mais le troisième degré peut être atteint d'emblée si, ce que nous n'oserons jamais mettre en pratique, on suit le précepte de M. Simpson, qui veut que l'on plonge d'abord la femme dans l'anesthésie par une forte dose, puis que l'on donne de petites quantités, quand les contractions surviennent, ce que l'on sent en mettant la main sur l'abdomen. Il est infiniment préférable, comme MM. Houzelot et Hervez de Chégoin, d'atténuer peu à peu la sensibilité, de façon à la rendre à peu près indifférente, sans porter une atteinte grave aux facultés intellectuelles. On doit savoir manier le chloroforme et toujours surveiller la femme avec le plus grand soin.

Comme MM. Beathy, Houzelot et Snow, on verse quelques gouttes de chloroforme sur un mouchoir qu'on tient à une certaine distance des narines, en engageant la femme à respirer doucement; progressivement on ajoute de nouvelles quantités, jusqu'à ce que l'on ait amené le calme. Quand les contractions cessent, on cesse également l'inhalation; quand elles reparaissent, on la recommence de nouveau. Dans les intervalles, les femmes sont souvent très-calmes et dorment d'un

14

sommeil paisible. On les empêchera de vous retirer le mouchoir des mains par surprise, pour respirer largement et avec avidité : une grande quantité de vapeurs introduite brusquement dans les poumons pourrait entraîner des accidents, surtout au début de l'anesthésie. A la fin du travail, quand la tête franchira la vulve, on augmentera un peu l'inhalation, mais on ne devra jamais la porter au point d'amener la résolution musculaire. Les chirurgiens anglais poussent très-loin l'anesthésie à ce moment, pendant lequel les douleurs sont le plus intenses. MM. Villeneuve et Bennett, qui ne sont pas partisans des inhalations dans l'accouchement naturel, donnent cependant le conseil de les administrer aux primipares à cet instant du travail Souvent les femmes crieront, voudront qu'on augmente la dose du chloroforme, mais après l'accouchement elles diront n'avoir pas souffert.

Pour commencer l'anesthésie, on attendra que le travail préliminaire soit achevé, le col dilaté, la poche des eaux ouverte ; que la femme soit agitée et les douleurs expultrices commencées. De cette façon on lui donnera confiance, en lui faisant apprécier davantage tous les bienfaits des inhalations (Houzelot, Beathy, Snow).

Cependant il est des cas où la dilatation du col est tellement douloureuse et agaçante, que l'on peut exceptionnellement donner le chloroforme avant que la dilatation soit complète. Presque jamais, quand l'anesthésie est faite dans ces conditions, on ne remarque d'excitation cérébrale. Mais il faut laisser les femmes dans le plus grand repos : tout ce qui impressionne les sens ou l'intelligence les agace et nuit au travail. Leur appartement, éloigné de tout bruit extérieur, doit être maintenu dans une demi-obscurité. On ne laissera auprès d'elles que le moins de monde possible ; on évitera avec le plus grand soin d'exciter leur imagination. Elles seront entourées de soins empressés, mais bornés aux choses nécessaires ; on s'abstiendra d'attirer leur attention par des préparatifs qui peuvent se faire en dehors de leur présence. Toute cette mise en scène dont on entoure trop souvent la femme en couches, non-seulement est inutile, mais elle serait ici nuisible, en contrariant les effets du chloroforme et par conséquent la marche du travail.

La malade doit être dans le décubitus dorsal, placée horizontalement, la tête et le tronc légèrement soulevés par des oreillers ou un matelas reployé. On devra soigneusement, pendant les inhalations, ne pas permettre les grands mouvements dans lesquels le tronc prendrait la position verticale. Après l'accouchement il est prudent, comme le recommandent plusieurs accoucheurs, de surveiller les femmes jusqu'à ce que les effets de l'anesthésie soient dissipés. M. Simpson a remarqué que les inspirations deviennent de plus en plus profondes, et que la température s'abaisse quand l'anesthésie a été longtemps entretenue. La circulation augmente de dix à vingt pulsations au début, mais se ralentit ensuite ; M. Haârtmann l'a vue descendre à quarante pulsations dans vingt-cinq cas, sans qu'il en soit résulté aucun accident.

La dose de chloroforme inspiré varie beaucoup, suivant la durée du travail, le mode d'administration et les circonstances particulières de l'accouchement. M. Snow a pu, sans inconvénient, entretenir l'anesthésie pendant 8 heures et user 80 grammes de chloroforme, qui durent être presque entièrement absorbés, puisqu'il se servait de son inhalateur. Dans un cas M. Prothere Smith a fait durer l'anesthésie incomplète pendant vingt-huit heures, sans que la femme en ait rien éprouvé de fâcheux. M. Simpson a pu en donner depuis quelques gouttes jusqu'à 125 grammes, parfois il en a usé 30 grammes par heure; M. Denham n'a atteint cette dose qu'exceptionnellement; M. Murphy n'en a fait inhaler seulement que de 3 à 6 grammes par heure. Mais ces doses sont très-variables, et doivent s'apprécier plutôt d'après les symptômes obtenus que par la quantité effective employée.

De l'anesthésie appliquée aux accouchements laborieux. — Les accouchements laborieux sont dans la proportion d'environ 1 sur 60 aux accouchements naturels. Par conséquent, les cas dans lesquels le chloroforme devrait être administré aux femmes en couches serait considérablement restreint, d'après les

préceptes professés généralement en France. Cependant nous doutons fort que les accidents que M. Blot
signale comme indiquant les inhalations, soient aussi
rares que semblerait le montrer ce chiffre. Nous serions
presque tenté de retourner la proposition, en lisant les
conclusions de M. Blot indiquant l'emploi de l'anesthésie. Il est, en effet, bien peu d'accouchements où
l'un des accidents qu'il signale ne se présente, quelque simple que soit le travail :

1° Chez les femmes très-nerveuses et très-irritables,
pour calmer l'agitation qui résulte quelquefois des
douleurs de l'accouchement et les troubles intellectuels qui peuvent en être la conséquence ;

2° Toutes les fois que le travail se complique d'accidents douloureux étrangers à la souffrance résultant
du travail lui-même, comme les vomissements, les
crampes, les coliques intestinales vives, les maux de
reins, la compression du sciatique par le fœtus, etc. :
si ces douleurs persistent, elles peuvent troubler ou
arrêter le travail ;

3° Si la douleur du travail est trop vive ou trop
prolongée, sans résultat bien marqué pour l'avance-
ment du travail ;

4° Quand la dilatation de l'orifice utérin se complète, les douleurs deviennent tellement intenses quelquefois et si agaçantes, qu'elles peuvent occasionner
des attaques convulsives. Une légère anesthésie pourrait alors agir favorablement. Ces douleurs sont moins

vives, mais moins bien supportées par les femmes, que celles de la fin du travail ;

5° Dans l'éclampsie, la rétraction spasmodique ou tétanos utérin, les opérations obstétricales notablement douloureuses.

Nous avons déjà fait remarquer combien étaient avantageuses les inhalations, pour les accidents nerveux et les troubles de l'intelligence pendant l'accouchement. Dans l'éclampsie, M. Dubois avait d'abord craint que l'anesthésie n'augmentât la congestion cérébrale et n'exposât à l'apoplexie ; mais son opinion ne tarda pas à se modifier, après les observations de MM. Danyau, Charrier, Elluet, Liégeard, Valleix, etc. Les quarante observations de M. Richet sont aussi d'un grand poids, quoique le traitement employé ait été complexe. M. Cazeaux est d'avis, d'après des faits personnels, que le chloroforme rend les plus grands services dans l'éclampsie, soit pendant la grossesse, soit pendant l'accouchement, quand il ne peut se terminer par défaut de dilatation du col, et que les accès très-rapprochés n'ont pas cédé aux saignées, aux révulsifs, et que la mère et l'enfant sont en danger. Nous nous demandons pourquoi on n'aurait pas recours d'emblée aux inhalations, sans les faire précéder d'autres moyens reconnus depuis longtemps insuffisants, surtout quand il est admis que les accidents de congestion cérébrale ne sont pas augmentés et que l'efficacité du moyen est reconnue ?

Dans les cas de contractions irrégulières et partielles, qui, le plus souvent, sont dues à une surexcitation anormale de l'utérus, le chloroforme ramène la régularité dans le rhythme de ces contractions. Ordinairement elles se suspendent un certain temps, puis, la tolérance anesthésique établie, elles reparaissent régulières et efficaces. On calme en même temps les douleurs très-vives dont s'accompagnent ces contractions, qui ne servent en rien à faire avancer le travail.

La rétraction spasmodique et la rigidité du col ont aussi paru céder plus facilement avec l'anesthésie. M. Snow[1] en a reconnu les avantages, dans ces cas, aussi bien que pour les contractions pathologiques du corps de l'utérus et la résistance du périnée. MM. Trousseau, Bouisson, Blot, l'admettent également dans ces cas, ainsi que pour la rigidité des parties molles, l'étroitesse de l'excavation et les présentations peu favorables du fœtus.

La rétraction spasmodique du corps de l'utérus, ou tétanos utérin (Blot), peut aussi être efficacement combattue par ce moyen; alors l'anesthésie doit être portée au degré chirurgical. M. Braun, sur 11 cas de version, en cite 2 qui n'avaient pu être opérés avant l'usage du chloroforme, à cause de la rétraction utérine. M. Villeneuve donne le conseil de prolonger davantage l'anesthésie chez les femmes fortes, soit

[1] *Association medical Journal*, 1853.

pour les opérations longues, les rétrécissements du bassin et le spasme utérin violent. Dans un cas de version difficile qui avait nécessité, pendant trois quarts d'heure, des tractions et des manœuvres, l'éther ne parût pas amener de relâchement évident ; l'utérus était violemment contracté sur le fœtus, mais l'introduction de la main, quoique difficile, ne causa pas de ces crampes qui saisissent si souvent la main des accoucheurs. Il existait une contraction permanente sans exacerbation, tandis que chez les femmes non anesthésiées ces crampes sont occasionnées par des contractions que semble accroître l'excitation provoquée par l'introduction de la main. Dans deux autres cas, MM. Stolz et Blot ne purent introduire la main avec plus de facilité que d'habitude. D'après ces résultats variés, on peut voir que le chloroforme ne réussit pas toujours à vaincre cette rétraction, surtout si elle existait depuis longtemps ; mais dans tous les cas, comme elle peut y aider, elle doit être essayée.

M. Rawitz employa l'anesthésie avec succès, pour trente versions dans des conditions ordinaires ; dans dix autres cas, M. Denham constata que la manœuvre était plus facile et les convalescences plus rapides. M. Simpson recommande de la pousser très-loin pour pouvoir opérer avec facilité ; il ne faudrait pourtant pas, adoptant entièrement cette pratique, dépasser le degré chirurgical et s'exposer à des accidents. M. Murphy, après vingt versions sur lesquelles il ne perdit qu'une malade , admet que généralement la force des contractions est diminuée. MM. Meisinger, Konitz , Miller, Bennett ont également reconnu que cette opération était rendue moins laborieuse par l'usage du chloroforme. On peut conclure, d'après tous ces faits, que les inhalations doivent toujours être employées pour faire la version.

Il est clair que dans les hémorrhagies graves, quand il y a indication d'agir promptement pour éviter des accidents mortels , on ne devra pas perdre son temps à administrer le chloroforme. Dans les cas de rétention du placenta, soit qu'il y ait enchatonnement, soit qu'il existe des adhérences contre-nature , les inhalations sont encore utiles pour favoriser l'introduction de la main. MM. Bouisson et Cazeaux adoptent cette opinion ; MM. Le Bèle et Bennett , qui l'ont mise en pratique , en ont retiré des avantages.

Presque constamment on emploie l'anesthésie pour les applications de forceps. M. Blot pense cependant que dans des cas exceptionnels la douleur n'est pas assez vive pour motiver son emploi. Quelques accoucheurs, comme MM. Cazeaux , Meigs, Richard (de Gœttingue) la rejettent même presque entièrement, prétendant que les sensations des femmes sont le meilleur guide pour l'introduction régulière des branches de l'instrument, et pour éviter que les parties maternelles ne soient pincées entre elles. M. Cazeaux accorde cependant qu'on puisse introduire les branches , s'assurer en les rapprochant qu'elles ne comprennent pas de parties maternelles, ce qui serait indiqué par la douleur, puis d'endormir la femme avant de commencer les tractions. D'après l'expérience journalière, ces craintes n'ont aucun fondement. Du reste, le médecin doit avoir des connaissances anatomiques suffisantes pour ne pas être exposé à de pareilles méprises ; de plus, comme il n'y a pas de douleur, on peut introduire les doigts plus profondément entre les parois utérines et la tête du fœtus, et par conséquent conduire les branches du forceps avec bien plus de sûreté. On épargne ainsi à la femme un surcroît de souffrances dans un moment où ses forces sont peut être incapables de supporter un excès de douleur. Un grand nombre de faits favorables sont dus à la pratique de MM. Simpson et Dubois. M. Murphy, sur 37 applications, ne fit aucune perte ; M. Denham, sur 17 accouchements, perdit une femme et trois enfants, mais constata la plus grande facilité des manœuvres et la convalescence plus rapide des accouchées. M. Chailly réussit une fois après avoir donné du chloroforme pendant quatorze heures. MM. Fournier-Deschamps, Smith, Villeneuve, Siébold, Bouisson, etc., se montrent très-favorables à cette pratique.

Tout le monde conseille le chloroforme pour l'opération césarienne, la céphalotripsie, l'embryotomie et la délivrance artificielle, qui habituellement est une opération très-douloureuse. On doit toujours, dans ces cas, pousser l'anesthésie très-loin et obtenir l'immobilité absolue des malades. M. Stolz employa le premier l'anesthésie pour l'opération césarienne, en 1848. Il se servait d'abord de l'éther, aujourd'hui il préfère le chloroforme. Sur six opérations, il sauva quatre femmes et tous les enfants. La même femme subit deux fois l'opération. Les deux qui succombèrent étaient atteintes d'ostéomalacie. En 1854, M. Siébold citait deux cas de sa pratique suivis de guérison. L'une des femmes était rachitique et le diamètre antéro-postérieur de son bassin n'avait que deux pouces et demi. Une opération à la suite de laquelle furent sauvés la mère et l'enfant est due à M. Liébgeois (de l'Aisne); MM. Skey et Scanzoni ont aussi eu des succès à la suite de cette terrible opération.

Toutes les fois qu'il est nécessaire d'obtenir la résolution utérine, il est prudent de ne pas cependant pousser trop loin l'anesthésie, de peur qu'après la délivrance, l'inertie qui pourrait exister n'exposât aux hémorrhagies. Si ce cas se présentait, il serait utile, suivant l'exemple de MM. Simpson[1] et Beathy, d'administrer l'ergot de seigle. Lors même qu'on le donne pendant le travail, les contractions provoquées par ce médicament ne cessent pas sous l'influence du chloroforme; il est donc utile de l'administrer dans les cas où il y a tendance à l'inertie.

[1] Gazette des hôpitaux, 1851.

Il résulte des détails que nous venons de donner, que l'anesthésie peut rendre de grands services à l'art obstétrical, dans bon nombre de cas d'accouchements laborieux; que l'opération de la version trouve dans leur emploi l'avantage d'être exécutée sans douleur, et peut y trouver celui d'être rendue plus facile, si l'action anesthésique est poussée assez loin pour déterminer une torpeur temporaire de l'organe; que l'application du forceps est favorisée à tous égards par l'état d'insensibilité de la femme; que la délivrance artificielle peut se pratiquer sous l'influence des anesthésiques, avec des ressources bien plus puissantes que lorsqu'on emploie la méthode ordinaire ; enfin, que les opérations obstétricales à la fois sanglantes et douloureuses, telles que l'opération césarienne, etc., réclament, par leur nature et leur gravité, d'une manière plus impérieuse que les précédentes, l'emploi des anesthésiques (Bouisson); dans la plupart de ces cas le chloroforme doit être donné à dose chirurgicale, d'après les principes que nous avons adoptés, tant sous le rapport de l'administration, que pour les précautions à prendre vis-à-vis des malades.

CONCLUSIONS. — D'après l'ensemble des considérations dans lesquelles nous venons d'entrer, et surtout en nous appuyant sur les faits nombreux que nous avons cités, nous croyons pouvoir tirer les conclusions suivantes :

1° Les inhalations de chloroforme administrées aux femmes en couches, produisent des effets variables suivant leur mode d'administration. Données progressivement, à petites doses et seulement pendant les contractions, elles suppriment les douleurs sans amener la perte de connaissance. Le travail loin d'être entravé est plutôt favorisé, car la résistance du périnée est détruite, malgré la persistance des contractions utérines et des muscles abdominaux.

2° La santé de l'enfant et de la mère n'a jamais été influencée défavorablement. Les suites de couches ont paru au contraire généralement plus heureuses et les convalescences plus rapides.

3° Plusieurs accidents de l'accouchement, tels que les troubles nerveux ou intellectuels, les douleurs excessives nuisant à la marche du travail, les crampes, les vomissements, les coliques vives, les contractions irrégulières, etc., ont pu être avantageusement combattus par ces faibles doses de chloroforme.

4° Par les inhalations à forte dose, administrées soit d'emblée, ce qui est dangereux, soit d'après les principes de l'anesthésie chirurgicale, ce qui est plus prudent, on obtient l'insensibilité absolue, avec perte de connaissance, résolution musculaire, inertie plus ou moins complète de l'utérus.

Ce degré d'anesthésie est nécessaire pour la version, les applications de forceps, les autres opérations obstétricales et la délivrance artificielle.

5º Il sera parfois utile de dépasser le premier degré sans être obligé d'arriver au second, pour combattre quelques accidents, tels que la rigidité du col, les convulsions puerpérales, etc.

6º En conséquence, le premier mode d'administration conviendra donc surtout aux accouchements naturels, dans lesquels on a spécialement en vue de calmer les douleurs ; le second, qui amène non-seulement l'insensibilité, mais la résolution musculaire, sera réservé aux accouchements laborieux, pour lesquels on supprimera les douleurs naturelles ou provoquées, et on facilitera la manœuvre de la main ou des instruments.

En nous basant sur les résultats de l'expérience et non sur des raisonnements ou des inductions, nous ne pouvons admettre que le second mode d'emploi soit le seul admissible dans la pratique obstétricale. Les raisons que l'on a données pour empêcher l'anesthésie dans les accouchements naturels, ne nous paraissent en aucune façon avoir l'importance qu'on leur a généralement attribuée. Si, d'après tous les accoucheurs, les douleurs de la parturition sont en général très-vives, nous ne voyons pas pourquoi on ne les calmerait pas. Le reproche de danger possible adressé au chloroforme, pourrait aussi bien s'appliquer à un très-grand nombre d'autres médicaments, et la thérapeutique deviendrait bien pauvre si on bannissait tous les moyens qui peuvent devenir dangereux dans des mains inhabiles. Du reste, ne sait-on pas qu'il n'existe pas encore un exemple avéré de mort par le chloroforme dans la pratique obstétricale, quoique cet agent ait été donné très-fréquemment à doses énormes?

On a dit que le médecin, se trouvant dans l'obligation de faire respirer lui-même le chloroforme et de sur-veiller constamment sa malade, serait forcé de rester auprès d'elle quelquefois pendant vingt-quatre heures et même davantage. Nous ne voyons là qu'une néces-sité de la pratique, fatiguante pour l'accoucheur, mais non pas suffisante pour abandonner la femme à ses souffrances. De deux choses l'une : ou la femme deman-dera l'inhalation, et alors comment la lui refuser; ou bien elle ignore les avantages de l'anesthésie, et alors de quel droit lui imposera-t-on les douleurs atroces qu'on eût pu lui éviter (Malgaigne)? Nous pensons donc que la femme en couches doit toujours savoir que ses douleurs peuvent être supprimées dans tous les cas par les inhalations de chloroforme, sans danger pour elle ni pour son enfant, et que l'on ne doit prendre conseil, pour les administrer, que de son désir et de celui de ses parents.

FIN.

ERRATA.

—

Page	ligne	au lieu de	lisez
32	23	vésicateur	vésicatoire
58	15	Balard [1]	Balard
58	17	Snow	Snow [1]
58	note	*lach*	*Journal*
64	13	148	1,48
64	15	La	Sa
100	20	n'apercevait	ne percevait
182	7	d'excitation,	d'excitation
195	24	*parturiens*	*parturies*

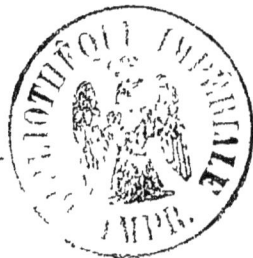

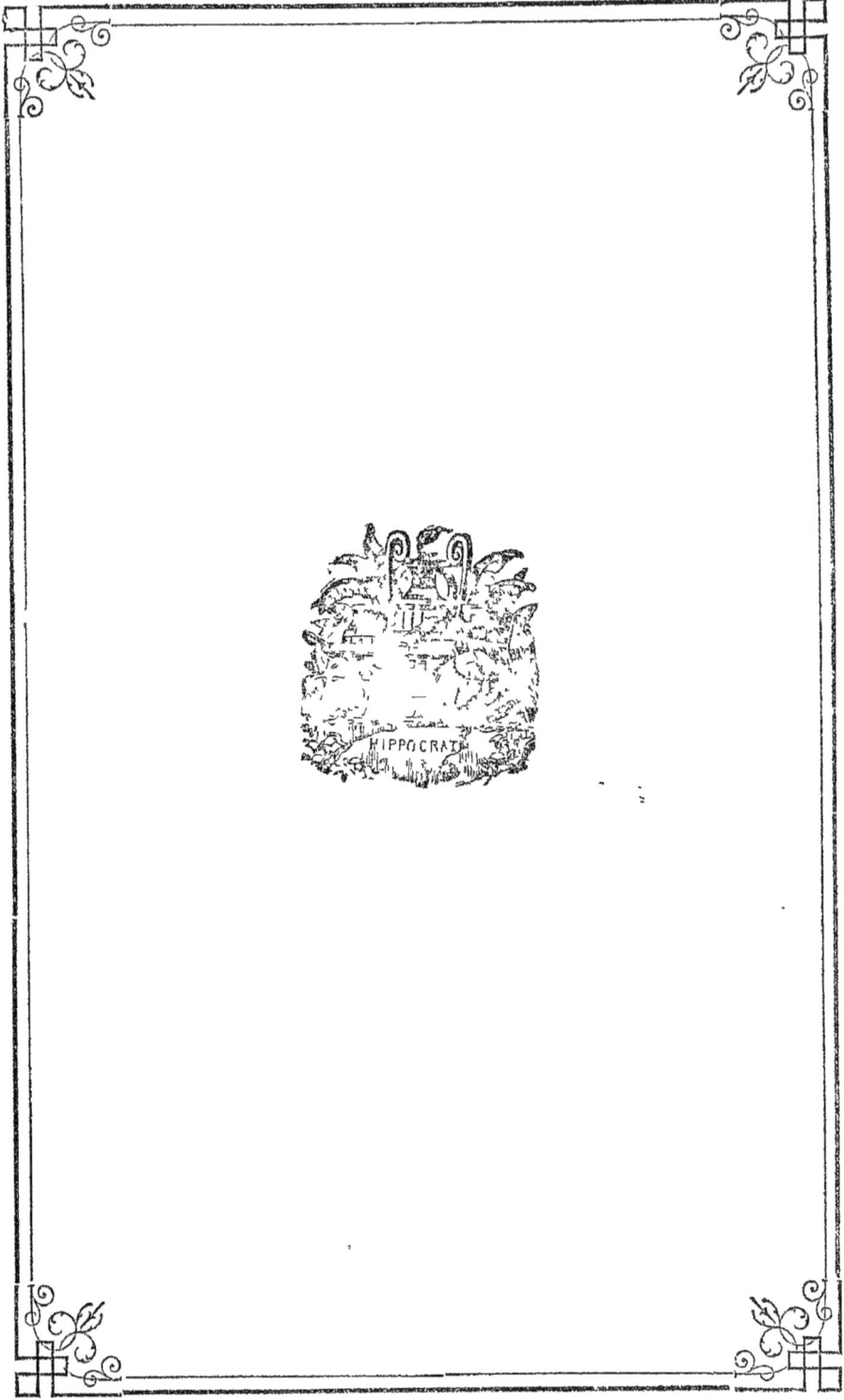

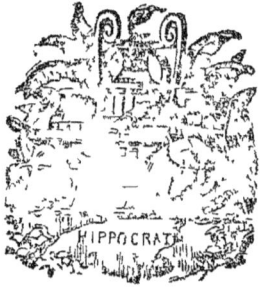

HIPPOCRATE

www.ingramcontent.com/pod-product-compliance
Lightning Source LLC
Chambersburg PA
CBHW070520200326

41519CB00013B/2866